Clinical Ophthalmic Oncology—Retinal Tumors

Second Edition

临床眼科肿瘤学
视网膜肿瘤

第 2 版

〔美〕

阿伦·D. 辛格

伯提·达马托   主 编

潘铭东   刘光辉   郑永征   主 译

金威尔   主 审

U0339079

天津出版传媒集团

天津科技翻译出版有限公司

著作权合同登记号:图字:02-2016-92

图书在版编目(CIP)数据

临床眼科肿瘤学:视网膜肿瘤/(美)阿伦·D. 辛格(Arun D. Singh),(美)伯提·达马托(Bertil Damato)主编;潘铭东,刘光辉,郑永征主译. —天津:天津科技翻译出版有限公司,2018.1
书名原文:Clinical Ophthalmic Oncology—Retinal Tumors
ISBN 978-7-5433-3780-0

Ⅰ. ①临… Ⅱ. ①阿… ②伯… ③潘… ④刘… ⑤郑… Ⅲ. ①眼病-肿瘤-研究 Ⅳ. ①R739.7

中国版本图书馆 CIP 数据核字(2017)第 291226 号

Translation from the English language edition:
Clinical Ophthalmic Oncology. Retinal Tumors
edited by Arun D. Singh and Bertil E. Damato
Copyright © Springer-Verlag Berlin Heidelberg 2014
Springer is part of Springer Science + Business Media
All Rights Reserved

中文简体字版权属天津科技翻译出版有限公司。
金威尔福建省名老中医药专家传承工作室建设项目、福建省医学创新项目(2015-CXB-23),福建省自然科学基金面上项目(2016J01574)的资助。

授权单位:Springer-Verlag GmbH
出　　　版:天津科技翻译出版有限公司
出　版　人:刘 庆
地　　　址:天津市南开区白堤路 244 号
邮政编码:300192
电　　　话:(022)87894896
传　　　真:(022)87895650
网　　　址:www. tsttpc. com
印　　　刷:高教社(天津)印务有限公司
发　　　行:全国新华书店
版本记录:787×1092　16 开本　10 印张　230 千字
　　　　　2018 年 1 月第 1 版　2018 年 1 月第 1 次印刷
　　　　　定价:98.00 元

(如发现印装问题,可与出版社调换)

主译简介

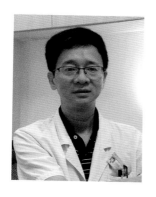

潘铭东

  主任医师,副教授,硕士研究生导师,从事眼科临床、教学、科研工作27年。

  近5年承担参与各级课题10余项,发表论文8篇,翻译出版专著1本。

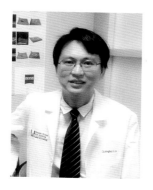

刘光辉

  副主任医师, 医学博士,Bascom Palmer Eye Institute访问学者。

  当前主要从事眼底病中西医结合防治研究。

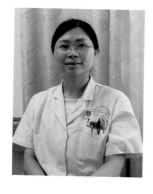

郑永征

  副主任医师,硕士研究生导师。

  当前主要从事玻璃体视网膜疾病基础及临床研究。

译者名单

主　译　潘铭东　刘光辉　郑永征

主　审　金威尔

译　者（按姓氏汉语拼音排序）

江海波　中南大学湘雅医院
金　梅　广东省中西医结合医院
李明翰　厦门大学附属厦门眼科中心
刘光辉　福建中医药大学附属人民医院
柳　昕　中国人民解放军第一医院
潘桂萍　湖北医药学院附属太和医院
潘铭东　福建中医药大学附属人民医院
孙祖华　温州医科大学附属眼视光医院
王　方　贵阳中医学院第二附属医院
王慧娟　中国中医科学院眼科医院
许根贵　中国人民解放军第 180 医院
郑永征　福建中医药大学附属人民医院

编者名单

E. Reich, MD
Department of Ocular Oncology Service,
Moorfields Eye Hospital and St. Bartholomew's
Hospital, London, UK

C. Thaung, FRCOphth, FRCPath, DPhil
Department of Eye Pathology, Moorfields Eye
Hospital and UCL Institute of Ophthalmology,
London, UK

M.S. Sagoo, MB, PhD, MRCOphth, FRCS (Ed) (✉)
Ocular Oncology Service,
Moorfields Eye Hospital and St. Bartholomew's
Hospital and UCL Institute of Ophthalmology,
London, UK
e-mail: mandeep.sagoo@moorfields.nhs.uk

T.M. Aaberg Jr., MD (✉) • L. Shevchenko, DO
Michigan and Michigan State University,
2757 Leonard St, Suite 200, Grand Rapids, MI, USA
e-mail: aaberg3@comcast.net;
liliyashevchenko@hotmail.com

P.A. Rundle, FRCOphth • I.G. Rennie, FRCOphth (✉)
Department of Ophthalmology,
Royal Hallamshire Hospital, Sheffield, UK
e-mail: i.g.rennie@shef.ac.uk

C.S. Lee, MD • S. Lee, MD (✉)
Department of Ophthalmology,
Severance Hospital,
Yonsei University College of Medicine,
Seoul, South Korea
e-mail: sklee219@yuhs.ac, sunglee@yuhs.ac

A.D. Singh, MD
Department of Ophthalmic Oncology,
Cole Eye Institute (i32), Cleveland Clinic Foundation,
9500 Euclid Avenue, Cleveland,
OH 44195, USA
e-mail: singha@ccf.orgb

E.I. Traboulsi, MD (✉)
Center for Genetic Eye Diseases,
Cole Eye Institute (i32), Cleveland Clinic Foundation,
9500 Euclid Avenue, Cleveland,
OH 44195, USA
e-mail: traboue@ccf.org

J. Elizalde, MD, PhD (✉) • R.I. Barraquer, MD, PhD
Ocular Oncology Service,
Centro de Oftalmología Barraquer,
Muntaner 314, Barcelona 08021, Spain
e-mail: jem25@telefonica.net

M. de la Paz, MD
Centro de Oftalmología Barraquer, Barcelona, Spain

M.S. Ahluwalia, MD, FACP
Neuro-Oncology Outcomes,
The Rose Ella Burkhardt Brain Tumor
and Neuro-Oncology Center, Neurological Institute,
Cleveland Clinic, Cleveland, OH, USA

S. Dahiya, MD
Neuro Oncology Fellow,
The Rose Ella Burkhardt Brain Tumor
and Neuro-Oncology Center,
Neurological Institute, Cleveland Clinic,
Cleveland, OH, USA

M.E. Aronow, MD (✉) • A.D. Singh, MD
Department of Ophthalmic Oncology,
Cole Eye Institute (i32),
Cleveland Clinic Foundation,
9500 Euclid Avenue, Cleveland,
OH 44195, USA
e-mail: marybeth.aronow@nih.gov; singha@ccf.org

D. Peereboom, MD
The Rose Ella Burkhardt Brain Tumor
and Neuro-Oncology Center, Neurological
Institute, Cleveland Clinic, Cleveland, OH, USA

L. Vajzovic, MD • P. Mruthyunjaya, MD (✉)
Retina Service, Duke University
Eye Center, 2351 Erwin Road,
Durham, NC 27710, USA
e-mail: lejla.vajzovic@gmail.com;
prithvi.m@duke.edu

O. Punjabi, MD
Department of Ophthalmology,
Cole Eye Institute (i32), Cleveland Clinic
Foundation, 9500 Euclid Avenue,
Cleveland, OH 44195, USA
e-mail: punjabo@ccf.org

E. Traboulsi, MD
Center for Genetic Eye Diseases,
Cole Eye Institute (i32), Cleveland Clinic
Foundation, 9500 Euclid Avenue,
Cleveland, OH 44195, USA
e-mail: traboue@ccf.org

R.J. Courtney, MD • R.P. Singh, MD (✉)
M.B. Aronow, MD • A.D. Singh, MD
Department of Ophthalmic Oncology,
Cole Eye Institute (i32), Cleveland Clinic Foundation,
9500 Euclid Avenue, Cleveland, OH 44195, USA
e-mail: singhr@ccf.org; singha@ccf.org

中文版序

　　《临床眼科肿瘤学：视网膜肿瘤》是《临床眼科肿瘤学》(第 2 版)丛书的一个分册，其是 Arun D. Singh 和 Bertil Damato 等多名国际知名专家编撰的眼科肿瘤相关的学术专著。该分册共有 10 个章节，详细介绍了视网膜肿瘤的发病机制、临床特征、检查评估方法和诊断要点，阐述了肿瘤放疗、化疗和激光治疗的基本原理与运用。本书内容既涵盖了视网膜肿瘤诊治的临床共识，也涉及了研究的最新进展和发展趋势。全书深入简出，例图丰富翔实，通俗易懂，对眼科医生的临床实践具有重要的指导意义。

　　该分册的中文译本由福建省中医药大学附属人民医院眼科潘铭东主任医师领衔，由国内各大医院眼科中青年骨干医师组成的团队历时一年余翻译而成。译文文字简练易懂，既忠于英语原文原义，又符合中文医学译著表达习惯。该书既可作为眼科医生案头的重要参考书，有助于眼科医生掌握视网膜肿瘤的诊断和处理，也可作为医学生的关于视网膜肿瘤的入门教材。

　　本人有幸在第一时间阅读了全书，受益匪浅，相信该书的出版定将受到广大医务工作者的欢迎。

2017 年 10 月 1 日于温州医科大学附属眼视光医院

中文版前言

当前,随着肿瘤学、遗传学、药理学、医疗设备和技术等不断发展,视网膜肿瘤的诊治取得了长足的进步。但是,其仍然面临着很大的挑战。因其种类多、发病率低,视网膜肿瘤的诊断十分棘手;因其治疗往往需要专门的技术和设备,在很多情况下,治疗方法尚存有争议。这些给临床眼科医生带来了很大的考验。

《临床眼科肿瘤学:视网膜肿瘤》(第2版)由眼科肿瘤界知名专家Singh教授和Damato教授领衔主编。该书总结了视网膜肿瘤研究的最新进展,介绍了视网膜肿瘤各个病种的病因、临床特征、诊断方法与要点、放化疗等治疗措施,提出了目前临床实践中公认的观点。全书图文并茂,文字精练、可读性强。相信该书对眼科医生更加准确地诊治视网膜肿瘤大有裨益,也会促进对视网膜肿瘤进行更加深入的思考和研究。

鉴于此,在过去的一年中,我们组织了一支由眼科临床医生组成的中青年团队,在工作之余对原著进行了翻译,以供更多的国内同道参考。但由于时间仓促,译者经验不足、水平有限,翻译中难免存在疏漏和不足,还望同仁们予以指正!

在翻译的过程中,承蒙天津科技翻译出版有限公司张叶编辑的大力支持,特此致谢。

2017年10月1日于吉祥山

前　言

当前,眼肿瘤患者的管理呈现出特殊的挑战。眼科肿瘤发病罕见,并且病情多样化,因此,其诊断相当复杂。对其治疗通常需要特殊的专业知识和设备,而且在许多情况下,是有争议的。由于肿瘤生物学、药理学和仪器设备的加速进展,该领域正在迅速发展。眼或附属器肿瘤患者的诊治越来越多地由一个多学科的团队负责,团队包括眼肿瘤科医生、全身性肿瘤科医生、放射科医生、病理科医生、心理学医生和其他专科医生。出于所有这些原因,我们认为大家对眼科肿瘤学教材的需求持续存在,其将融合多个不同学科的知识,从而帮助各学科专家更好地相互了解,并更有效地合作,最终促进眼科肿瘤学迈入循证医学领域。

近几年已经出版了几项重要的研究成果,而《临床眼科肿瘤学》(第2版)的出版目的在于提供包括眼睑、结膜、眼内、眼眶肿瘤等在内的眼部全系列肿瘤的最新资讯,包括化学药物治疗和放射治疗的基本原则,以及肿瘤流行病学、血管生成和肿瘤遗传学。还纳入了由放射肿瘤医生、医学物理学家、儿科肿瘤医生、血液肿瘤医生和医学遗传学家撰写的几个章节,从而提供了更广阔的视野。

虽然《临床眼科肿瘤学》的每个部分现在都以独立卷本出版了,但是每个章节布局相似:用方框突出重要特征、用表格提供对照、用流程图概述治疗方法。每个章节均获得作者同意进行了编辑,提出了目前临床实践中公认的观点,并特别注意了文字的可读性。

作者们在规定的时间内按要求交稿。编辑出版这套多作者、多分册的教科书是一项烦琐的任务,当我们在承担这项任务时,我们得到了Springer出版社Sverre Klemp、Ulrike Huesken、Ellen Blasig和M.V. Bharatwaj等工作人员的指导和支持。Jennifer Brown使得那些看似繁杂无序的过程处于可控之下。

我们真诚地希望读者在阅读这本书时能像我们撰写和编辑它时一样获得快乐。如果您发现《临床眼科肿瘤学》提供了有益的信息,这是因为"我们站在巨人的肩膀上看得更远(艾萨克·牛顿)"。

Arun D. Singh, MD

Bertil Damato, MD, PhD, FRCOphth

致 谢

我的父母倾尽财力教育了我，我的妻子 Annapurna 和我的孩子们 Nakul 和 Rahul 使得我的所有努力都是值得的。

——Arun D. Singh

致我的家人,Frankanne、Erika 和 Stephen。

——Bertil Damato

目 录

第 1 章

视网膜和视网膜色素上皮肿瘤的分类

Ehud Reich，Caroline Thaung，Mandeep S. Sagoo

内容提要

1.1 引言

肿瘤分类很重要,因为其建立了一种通用术语,从而让临床医生和科研人员准确地沟通交流,帮助临床医生纳入与鉴别诊断相关的所有可能,促进临床诊断。分类有助于我们借鉴历史的、国际的或多中心的临床和生物学对照,从而提高我们认识肿瘤自然进程的能力,以促进研究新的治疗方法。在这一章中,术语"肿瘤"取其广义上的意义,即肿块,不牵涉其发病机制、肿瘤形成或恶性性质。

分类有助于外科医生、肿瘤科医生和病理学家在治疗计划、疗效评估以及未来的治疗方案选择和预后方面的沟通交流。但是,由于现代分类的目的及意义存在多种观念,更多的是由于近来新兴的分子学和遗传学研究结果的累积,分类可能出现混淆。

视网膜和视网膜色素上皮的肿瘤可以根据多种方法进行分类。由于新技术改变了原有知识的范围,以前的分类受到挑战,因此目前分类没有"金标准"。总之,分类是将组织中的每一个领域内的所有事物依照组内成员的普遍特征分级成组[1]。

临床分类通常适用于一系列已知的发生在一个特定解剖位置的原发性肿瘤。当遇到有新的病损的患者时,这给临床医生提供了一个非常有用的工具。然而,这并不是纯粹的分类学上根据定义的分类,因为它包括了临床上、生物学上、与组织学上无关联的那些肿瘤。临床分类也会产生重复。其他分类在于分类模式不同,或基于细胞类型、遗传学或代谢变化,或肿瘤的良恶性类别。

肿瘤淋巴结转移(tumor node metastasis, TNM)分类最近已修订(第七版),它是另一个帮助我们统一争论的系统,但其只包括恶性肿瘤、状态和扩散。用 TNM 系统收集到的数据使我们能够更好地预测,并且审查我们过去和未来的治疗模式。

在这一章中,我们对临床医生在检查一个患有视网膜或视网膜色素上皮病变的患者时遇到的病变进行分类。因此,这是一个概述,而不是一个尽可能详尽的清单。包括的疾病不适合划入一个单一的整齐的框框,比如视网膜和视网膜色素上皮的混合错构瘤。有些肿瘤仅见于少量病例的报告中而未包括在通常的分类中,因为分类法不能给一种疾病的发病率做出权重。我们也排除了那些不像肿瘤的视网膜色素上皮和视网膜的病变,比如视网膜色素上皮反应性色素沉着。

由于具体病变分类的复杂性,我们临床上根据位置将肿瘤分为视网膜型和视网膜色素上皮型,以作为简单的参考。欢迎读者基于我们提出的框架进一步完善该分类方法(表1.1)。

1.2　视网膜肿瘤

视网膜肿瘤可以是良性的,也可以是恶性的,并且整个年龄谱都可以发生。儿童最常见的眼内肿瘤是视网膜母细胞瘤。如果处理不当,它是致命的。对于该肿瘤的起源细胞存在争议,但有被认为是源自光感受器祖细胞[2]。其良性变异是成视网膜细胞瘤(retinoma)或视网膜细胞瘤(retinocytoma)。在儿童中相似的病变有 Coats 病———一种特发性渗出性视网膜病变[3]、永存原始玻璃体增生

表 1.1　视网膜和视网膜色素上皮肿瘤

视网膜	原发性	血管性	出生前[a]	视网膜海绵状血管瘤
				动静脉畸形
				(视网膜蔓状血管瘤)
			出生后	视网膜毛细血管瘤
				视网膜血管增生性肿瘤
		原始性		视网膜母细胞瘤
				成视网膜细胞瘤/视网膜细胞瘤
		神经/神经胶质性		星形细胞瘤
				肿块型(伪肿瘤)视网膜胶质细胞增生
		血液相关性		原发性眼内(玻璃体视网膜)淋巴瘤
	转移性			系统性淋巴瘤的视网膜转移
				实体瘤(黑色素瘤、肺腺癌、其他)的视网膜转移
视网膜色素上皮				先天性视网膜色素上皮肥大(CHRPE)
				单纯的视网膜色素上皮错构瘤
				视网膜色素上皮的腺瘤
				视网膜色素上皮的腺癌
混合型				视网膜色素上皮和视网膜的混合错构瘤

[a] 出生前发生的视网膜血管肿瘤(视网膜海绵状血管瘤和视网膜动静脉交通)保持了视网膜的紧密连接,因此不表现出视网膜的渗漏(视网膜下液或硬性渗出)。相反,出生后发生的血管肿瘤(视网膜毛细血管瘤和视网膜血管增生性肿瘤)没有视网膜的紧密连接,因此表现为视网膜渗漏(视网膜下积液或硬性渗出)。

症和弓蛔虫性视网膜炎。血管病变包括视网膜毛细血管瘤、视网膜海绵状血管瘤和蔓状血管瘤，蔓状血管瘤是一种真正的动静脉畸形[4]。成人反应性肿瘤，类似视网膜毛细血管瘤，属于血管增生性瘤。其为良性的病变，属于 Coats 病系列[5]。部分视网膜肿瘤与全身性疾病相关，如视网膜毛细血管瘤（von Hippel-Lindau 综合征）、星形细胞错构瘤（结节性硬化症和神经纤维瘤病）及视网膜和视网膜色素上皮混合错构瘤（神经纤维瘤病 2 型）。肿块型视网膜神经胶质增生可类似某种视网膜肿瘤的体征[6]。恶性血液病可以在眼部出现表现，如原发性眼内淋巴瘤，因为其可浸润视网膜下间隙和玻璃体腔，类似葡萄膜炎，现在称为玻璃体视网膜淋巴瘤[7]。继发性视网膜肿瘤是可能存在的，但是真正的视网膜转移极其罕见。

1.3　视网膜色素上皮肿瘤

　　视网膜色素上皮肿瘤非常罕见。腺癌和腺瘤（其实际为腺癌的良性变异）均有见于报道[8]。视网膜色素上皮错构瘤可表现为简单型，仅累及视网膜色素上皮这种细胞类型，或可伴有视网膜发育不良[9]。先天性视网膜色素上皮肥大（congenital hypertrophy of the retinal pigment epithelium，CHRPE）非常常见，但很少引起腺瘤或腺癌。非典型 CHRPE 病变与家族性腺瘤性息肉病（familial adenomatous polyposis）有关。

1.4　总结

　　当面对一个眼内肿瘤患者时，基于类型

识别的推导过程可以形成鉴别诊断。比如年龄和种族等参数缩小了可能性诊断的范围，辅助检查而被用来证实或驳斥基于仔细的临床检查而做出的诊断。超声检查、光学相干断层扫描（optical coherence tomography，OCT）及眼底荧光血管造影在这一过程中均发挥了作用。视网膜和视网膜色素上皮可以形成多种不同的肿瘤类型，分类使得眼科医生、病理学家和肿瘤科医生彼此之间以及同事之间能够进行交流。现行的第七版 TNM 分类中有章节涵盖眼部肿瘤，有助于对眼部恶性肿瘤进行分类。在下一章中，我们将详细讨论这些肿瘤类型。借助于遗传学和分子学检查的新知识涌现，肿瘤的分类还将会发生演变。

（郑永征 译　刘光辉 校）

参考文献

1. Berman JJ. Tumor classification: molecular analysis meets Aristotle. BMC Cancer. 2004;4:10.
2. Eagle RC, Jr. The pathology of ocular cancer. Eye 2012.
3. Shields JA, Shields CL. Review: coats disease: the 2001 LuEsther T. Mertz lecture. Retina. 2002;22(1):80–91.
4. Knutsson KA, De Benedetto U, Querques G, et al. Primitive retinal vascular abnormalities: tumors and telangiectasias. Ophthalmologica. 2012;228(2):67–77.
5. Shields CL, Shields JA, Barrett J, De Potter P. Vasoproliferative tumors of the ocular fundus. Classification and clinical manifestations in 103 patients. Arch Ophthalmol. 1995;113(5):615–23.
6. Yanoff M, Zimmerman LE, Davis RL. Massive gliosis of the retina. Int Ophthalmol Clin. 1971;11(3):211–29.
7. Coupland SE, Damato B. Lymphomas involving the eye and the ocular adnexa. Curr Opin Ophthalmol. 2006;17(6):523–31.
8. Shields JA, Shields CL, Gunduz K, Eagle Jr RC. Neoplasms of the retinal pigment epithelium: the 1998 Albert Ruedemann, Sr, memorial lecture, Part 2. Arch Ophthalmol. 1999;117(5):601–8.
9. Shields CL, Shields JA, Marr BP, et al. Congenital simple hamartoma of the retinal pigment epithelium: a study of five cases. Ophthalmology. 2003;110(5):1005–11.

第 2 章

外层渗出性视网膜病变（Coats 病）

Thomas M. Aaberg Jr.，Liliya Shevchenko

2.1　引言

1908 年，皇家伦敦眼科医院院长 George Coats 描述了一种眼病，该病多单眼受累，好发于健康男性，并呈眼底局灶性渗出和特有的视网膜血管表现[1]。4 年后，Coats 将这种"渗出性视网膜炎"分为三型[2]。Ⅰ型表现为大量的渗出，但无明显的血管异常。Ⅱ型表现为明显的血管病变、视网膜内出血和渗出。Ⅲ型表现为明显的动静脉畸形和渗出。Ⅲ型后来被认为是一种视网膜血管瘤。在此同时，Theodor Leber 描述了一种以"多发性粟粒状动脉瘤"为特征的非渗出性视网膜血管变性[3]。当前，Leber 多发性粟粒状动脉瘤被认为是 Coats 病的早期表现[3]。在本章，我们将全面地回顾 Coats 病的发病机制、临床表现、治疗方法和预后。

2.2　病因及发病机制

Coats 病患眼的组织病理学检查显示视网膜血管（毛细血管、动脉、静脉）不规则扩张、管壁增厚和玻璃样变，内皮细胞减少，血管壁组织紊乱、坏死[1,4-7]。大动脉瘤（50~350 μm）在胰蛋白酶消化后可见，常呈粗腊肠样或串珠样[6]。其他表现有血管壁组织和外视网膜层

PAS 染色阳性、视网膜内和视网膜下囊肿、出血、胆固醇沉积、淋巴细胞浸润(图 2.1)。

遗憾的是，组织学研究并没有得出 Coats 病的病因。在过去，血管腔内的多糖沉积和视网膜缺氧被认为是 Coats 病的病理机制[8,9]。近来，血管内皮细胞生长因子(vascu-lar endothelial growth factor, VEGF)在 Coats 病中的作用受到了关注，被认为是 Coat 病的潜在发病因素。Coats 病患眼的房水和玻璃体中的 VEGF 已被证明升高[10,11]。除此之外，与对照组相比，Coats 病患眼中的一氧化氮(NO)——血管扩张和通透性的介质，在房水中升高[12]。

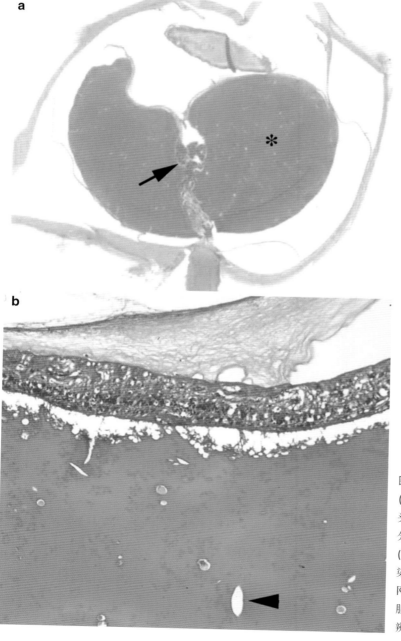

图 2.1　Coats 病的剜除眼。(a)全视网膜渗出性脱离(箭头)和视网膜下渗出(星号)(低分辨率，苏木素伊红染色)。(b)囊样变性，结构紊乱，PAS 染色阳性物质沉积在外层视网膜。视网膜下渗出物中可见胆固醇结晶(三角箭头)(高分辨率，苏木素伊红染色)。

与 Coats 病相关的基因突变也正在研究中。*CTC1* 基因是一种能编码保守端粒蛋白的基因,最近 *CTC1* 突变被认为与 Coats plus 综合征相关,稍后将在本章就此进行阐述[13]。*NDP* 基因能编码一种在视网膜血管新生中具有重要作用的蛋白——norrin 蛋白, 体细胞内 *NDP* 基因及 *CRB1* 基因 (crumbs homolog 1)也被认为与 Coats 病相关[14,15]。遗憾的是,Coats 病样改变是继发性改变还是归因于独立的基因突变仍未明确。

2.3　临床特征

在患病儿童中,Coats 病最常见的表现是斜视和白瞳。大约 25% 的病例在眼科检查中被发现。Coats 病具有性别偏向性,男性患病者是女性的 8 倍。同时,大多数的病例为单眼发病,据报道双眼发病约达 10%[16]。多数病例在 20 岁前发病,然而文献报道的病例涉及年龄,下至出生 1 个月,上至高达 80 岁[16-19]。

Coats 病分为 5 个阶段,不同阶段则临床表现不同(表 2.1)[20]。在疾病的早期阶段,局

表 2.1　Coats 病分期

分期	视网膜表现
1 期	仅有视网膜毛细血管扩张
2 期	视网膜毛细血管扩张和渗出
2A	中心凹外
2B	中心凹
3 期	渗出性视网膜脱离
3A	次全视网膜脱离
1	中心凹外
2	中心凹
B	全视网膜脱离
4 期	全视网膜脱离和青光眼
5 期	严重终末期视网膜脱离

Modified from Shields et al.[20]

限性血管扩张常发生在视网膜赤道部附近或赤道部前,尤其在颞下象限(图 2.2)[16,21]。通常无玻璃体视网膜牵引。仅 1% 的早期病变会波及黄斑[16]。所有视网膜血管(动脉、静脉和毛细血管)均会受累。受累血管的管径改变,呈动脉瘤样扩张和渐进性毛细血管扩张等不同表现。动脉瘤可能是囊状(腊肠型)或球根状的(常被描述为"灯泡"样外观)。随着疾

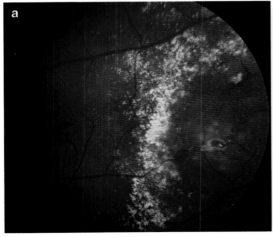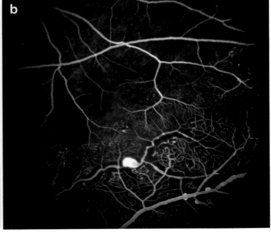

图 2.2　(a)左眼眼底彩照显示环状脂质渗出围绕视网膜毛细血管扩张区域。(b)眼底荧光血管造影显示球根状的动脉瘤、毛细血管扩张和毛细血管无灌注区。

病的进展，几乎所有病例都会发展为视网膜内的渗出和渗出性视网膜脱离。视网膜内和视网膜下的渗出常可朝黄斑迁移。据报道，23%的病例可发生黄斑纤维化，推测是视网膜内新生血管所致[22]。10%的病例可发生视网膜内大囊腔，可能与视网膜长期水肿脱离时视网膜内微囊腔融合相关[16,23]。出血性大囊腔也曾见于报道[24]。眼前段的变化直到疾病的后期才出现，如虹膜新生血管、继发性青光眼、角膜水肿、房水脂质和蛋白悬浮物及白内障[16,21]。

2.4　诊断性评估

　　大部分 Coats 病病例通过临床检查即可以诊断。但是，眼底荧光血管造影不仅有助于诊断，而且有助于评估病变的范围。眼底荧光血管造影评估对那些视网膜血管扩张轻微或脂质渗出遮盖者尤为有用。典型的眼底荧光血管造影表现包括视网膜血管扩张、斑状毛细血管丧失和特征性的"灯泡状"动脉瘤（图 2.2）。毛细血管丧失区被动静脉侧支循环取代。荧光素从这些不完整的血管中渗漏，导致囊样黄斑改变或大面积视网膜内和下荧光素积聚。

　　在 Coats 病的晚期病例中，全部或几乎全部存在渗出性脱离。若视网膜血管的临床检查或眼底荧光血管造影检查无法或难于施行，这样的病例进行眼超声检查、CT 或 MRI 检查是必要的。特征性超声表现有视网膜网膜相对不运动、增厚、脱离，伴均质的视网膜下积液，中等回声（图 2.3）。超声中高反射点为钙质沉积，常见于视网膜母细胞瘤，而很少在 Coats 病中看到。当高反射点出现在 Coats 病中时，通常表示视网膜色素上皮细胞在疾病晚期（眼痨）阶段出现骨化生。

　　CT 检查也能发现钙质沉积，因此可以将 Coats 病与视网膜母细胞瘤区分开来。在

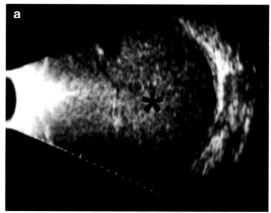

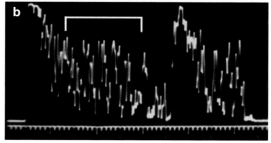

图 2.3　图 2.1 患眼的诊断性超声波检查。(a)B 超显示眼后节呈弥漫性、均质的中等反射（星号）。视网膜下的大量回声为视网膜下渗出中的胆固醇结晶。(b)胆固醇晶体在 A 超中呈中等反射波峰（括号）。

视网膜母细胞瘤中，CT 检测出钙化灶的灵敏度为 96%，而 MRI 仅为 91.7%[25]。尽管 MRI 对骨或钙质的显影差，从而使得这种影像检查模式有点不理想，但是近来辐射的蓄积生物效应受到了关注，可能会影响医生，而去选择 MRI 检查[26]。MRI 对软组织有更高的对比度分辨率。在 T1 加权图像上，视网膜下间隙是高信号。T2 加权图像可能是高或低信号，这取决于视网膜脱离的范围和渗出的成分。在使用钆对比剂后，视网膜通常会增强，而 Coats 病中视网膜下积液不会出现明显增强；这点可以和视网膜母细胞瘤形成对比，视网膜母细胞瘤在使用钆对比剂后会出现增强[26,27]。

　　视网膜下渗出物针吸检查显示其成分

为胆固醇结晶，吞噬脂质和色素的巨噬细胞，并且无肿瘤细胞[28]。针吸活检术尽管有用但不能常规使用。既然视网膜母细胞瘤是一个可能的诊断，针吸活检术就有播散视网膜母细胞瘤活性细胞到眼眶的风险。在无光感眼伴有全视网膜脱离并诊断不明的情况下，眼球剜除优于针吸活检术。

2.5   相关病变

在 Coats 病例中，出现眼部和全身相关病变已有报道，在双眼受累时，要高度怀疑这种病变。

2.5.1   眼部

双眼视网膜渗出、视网膜毛细血管扩张，甚至血管瘤也可以发生在视网膜色素变性中（图 2.4）[29,30]。

2.5.2   全身

最常见的相关疾病是肌营养不良症[31]。

在关于 64 例面肩胛肱肌营养不良症患者的研究中，48 例（75%）的眼底荧光血管造影结果显示存在视网膜毛细血管扩张（图 2.5）[31,32]。伴发的中枢神经系统的表现也有报道，其中包括中枢神经系统静脉畸形[33]和脑钙化[34,35]。除了这些病例，还有 Coats 病伴有各种综合征的病例报道，如 PANK2 基因突变型肌张力障碍[36]、Turner 综合征[37]、Cornelia de Lange 综合征[38]、Hallermann-Streiff 综合征[39]、Osler- Weber-Rendu 病[8]、Revesz 综合征[13,40]。

值得一提的是，有报道称 Coats 病是 Coats plus 综合征的一部分。Coats plus 综合征是一种多向性染色体端粒缩短异常，其以双侧视网膜毛细血管扩张、渗出性视网膜病变、颅内钙化、骨髓异常和胃肠道血管扩张为特征[13]。Coats plus 综合征由于 *CTC1* 基因突变引起，该基因编码保守端粒蛋白。Coats plus 综合征被推测为常染色体隐性遗传[40]。

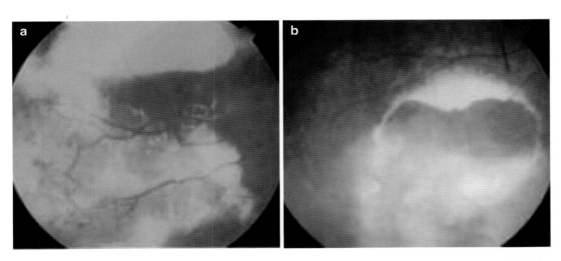

图 2.4   视网膜毛细血管扩张、渗出性视网膜病变和视网膜色素变性。12 岁的男性患者，双眼视力模糊史 3 周。无既往史或家族史。右眼视力 20/400，左眼 20/50。(a)眼前节检查正常。双眼眼后节检查可见广泛的视网膜下渗出、浆液性视网膜脱离和上覆视网膜毛细血管扩张。(b)左眼黄斑囊样水肿及黄斑板层裂孔。视盘显示正常。此外，双眼中周部视网膜可见视网膜色素上皮的斑驳颗粒。（待续）

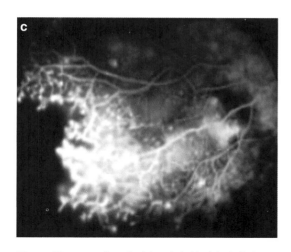

图 2.4（续）　（c）进一步追问，患者补诉有夜盲史。眼底荧光血管造影证实存在视网膜毛细血管扩张、浆液性视网膜脱离和黄斑水肿。视网膜电图显示明适应和暗适应条件下均存在等电位反应。视野检查显示双眼视野缩窄。（Reproduced with permission from Singh et al.[30]）

2.6　鉴别诊断

早期 Coats 病的诊断通常较为明确。晚期 Coats 病的最重要鉴别诊断是视网膜母细胞瘤，因此，做出准确诊断至关重要（表 2.2）。

与 Coats 病类似，视网膜母细胞瘤常常表现为白瞳和斜视[41]。Coats 病和视网膜母细胞瘤都可存在渗出性视网膜脱离。然而，视网膜母细胞瘤的发病年龄较早，多双眼发病（40%），10% 的患者具有家族史。相对于 Coats 病中脂质的黄色，视网膜母细胞瘤为白色到肉色。视网膜母细胞瘤内部具有血管供应，并常伴有钙质沉积。小型甚至中等大小的肿瘤通常不伴有典型性脂质渗出，虽然外生型肿瘤中常发生浆液性视网膜脱离。

Coats 病很少发生玻璃体视网膜牵引。相比之下，玻璃体视网膜牵引通常发生在与视网膜毛细血管扩张相关的儿童时期的玻璃体视网膜疾病中，例如家族性渗出性玻璃体视网膜疾病（familial exudative vitreo-retinopathy，FEVR）、早产儿视网膜病变（retinopathy of prematurity，ROP）、永存原始玻璃体增生症（persistent hyperplastic primary vitreous，PHPV）、色素失禁症、Norrie 病和视网膜毛细血管瘤（表 2.3）。例如，FEVR 是一种双侧性常染色体显性遗传性玻璃体视网

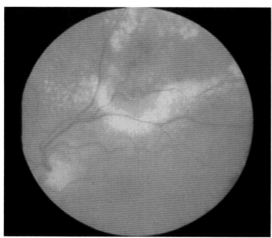
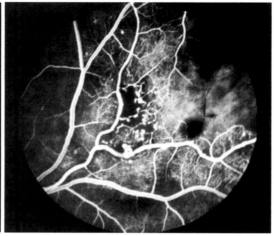

图 2.5　被误认为 Coats 病的面肩胛臂肌营养不良症。（a）左眼底彩照显示视网膜水肿和黄斑上方视网膜渗出，围绕着出血和扭曲扩张的毛细血管。（b）眼底荧光血管造影显示毛细血管扩张、毛细血管闭合和视网膜荧光素渗漏。（Reproduced with permission from Fitzsimons et al.[32]）

表 2.2 Coats 病和视网膜母细胞瘤

特征			Coats 病	视网膜母细胞瘤
	人口学特征	诊断时平均年龄	5 岁	1.5 岁
		男性	76%	50 %
		家族史	0	10%
	眼部	单侧	95%	60%
		视网膜血管	毛细血管不规则扩张	通常扩张和扭曲
		视网膜肿物	无	有
		视网膜渗出	有	无
		玻璃体种植	无	有
	诊断性检查	超声	视网膜脱离	伴有钙化的视网膜脱离
		CT	无钙离子	有钙离子
		MRI	视网膜脱离	大面积增强的视网膜脱离

Modified from Shields[41].

膜疾病。该病患者会出现周边视网膜毛细血管扩张和新生血管形成,可伴有脂质渗出、侧支血管形成、动脉瘤样扩张,非常类似于 Coats 病。然而,FEVR 的另一个表现是玻璃体视网膜异常粘连导致视网膜牵引。当发生明显的表现时,可出现从视盘到受累周边视网膜的镰刀状皱褶,或视网膜可牵引性脱离。ROP 是另一种双眼性玻璃体视网膜病变,有早产病史,在视网膜血管区和无血管区之间存在分界线。PHPV 是一种先天性畸形,典型的单侧眼受累型疾病。受累眼的眼球小,并且前房通常浅。超声检查可见茎状回声从视盘处或后极部其他位置起始延伸到晶状体囊。色素失禁症有典型的皮肤和牙齿体征。

视网膜毛细血管瘤与 Coats 病很相似,其表现有动静脉扩张扭曲、侧支血管分流和脂类渗出。扩张扭曲的滋养动脉和引流静脉、局灶性结节样瘤体、无毛细血管扩张等特征可将这种血管瘤与 Coats 病进行鉴别。

2.7 治疗

通常,Coats 病是一种进展性疾病。尽管进展速度各自不同,但大部分患眼将会发展到严重的视力损害。64%~80%的患眼将演变成眼痨,或发展为晚期青光眼或视网膜脱离[17]。只有在极少的病例中,毛细血管扩张会自发性消退[42]。

2.7.1 观察

对于一些早期阶段、仅伴有少量或无渗出的病例,可以考虑予以随诊观察,对那些晚期无视力、无不适的眼也可予以随诊观察。

2.7.2 激光光凝术

一旦证实病变存在进展,应立即予以治疗。治疗的第一选择方案为激光光凝术和(或)冷冻术。目标是消灭视网膜无灌注区和毛细血管扩张区。治疗应涵盖整个视网膜毛细血管扩张的区域。对于不伴有或伴有轻微渗出性视网膜脱离的病例,激光光凝术的治疗效果很好。在晚期(3 期)Coats 病中,绿色激光直接光凝异常血管,也能收到良好的组织结构反应[43]。

表 2.3　渗出性视网膜病变的鉴别诊断

疾病	人口特征			检眼镜检查表现			遗传性	系统性特征
	年龄	性别(%)	眼别	渗出	牵引	其他		
Coats 病	5 岁	男(75)	单侧(95%)	+	-	毛细血管扩张	散发性	无
FEVR	0~3 个月	男(50) 女(50)	双侧	+	+	周边视网膜无血管区	AD AR XR	无
ROP	早产新生儿	男(50) 女(50)	双侧	-	+	新生血管形成,玻璃体积血	散发性	早产儿并发症
PHPV	0~5 岁	男(50) 女(50)	单侧	-	+	小眼畸形 白内障 浅前房 玻璃体茎	散发性	无
色素失禁症	0~16 岁	女(100)	双侧	+	+	视神经萎缩 中心凹发育不良	XD	皮疹 牙发育不全 血管不良
Norrie 病	出生起	男(50) 女(50)	双侧	+	+	晶状体后部肿物	XR 散发性	智力障碍 运动障碍 耳聋
视网膜毛细血管瘤	25 岁	男(50) 女(50)	单侧或双侧	+	-	毛细血管瘤	AD 散发性	VHL

FEVR：家族性渗出性玻璃体视网膜病变；ROP：早产儿视网膜病变；VHL：von Hippel-Lindau 综合征；PHPV：永存原始玻璃体增生症；AD：常染色体显性遗传；AR：常染色体隐性遗传；XR：X 连锁隐性遗传；XD：X 连锁显性遗传。

2.7.3　冷冻疗法

行双重冻融冷冻治疗可以成功治疗那些伴有渗出性视网膜浅脱离的病例(图 2.6)。通常需要多疗程治疗,每 3 个月进行激光治疗或冷冻治疗。

2.7.4　抗 VEGF 治疗

抗 VEGF 治疗联合消融治疗(冷冻或全视网膜光凝术)的成功应用已被报道[44-46]。过去将玻璃体腔注射曲安奈德和贝伐单抗

应用于治疗 Coats 病,特别对于那些不能施行激光治疗的晚期病例(3 期或以上)有益。有些学者警告尽管有益,但是可能诱发牵引性视网膜脱离[44,46]。应进行前瞻性对照研究来进一步阐明抗 VEGF 治疗对 Coats 病的作用。

2.7.5　外科引流术

对于那些仍保存有视力但是视网膜广泛性脱离的晚期 Coats 病例,外科手术引流视网膜下渗出物可被纳入治疗考虑。在渗出

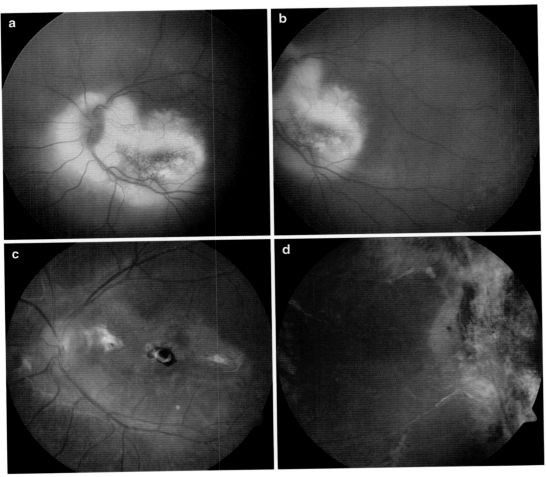

图 2.6　20 月龄患儿,左眼有白瞳症。(a)黄斑区显著渗出。(b)颞下象限视网膜毛细血管扩张。患儿接受了多个疗程的激光光凝治疗和冷冻治疗。(c)1 年后,黄斑区渗出明显减少,并伴中心凹区纤维化和色素增殖。(d)治疗区域脉络膜视网膜萎缩伴继发性色素增殖。

最严重的部位行巩膜切开术可达到目的，但是通常需要行多处切开。如果必须引流出大量的渗出，则需通过前房或后房置管注入平衡盐溶液。后房灌注管置于既能安全通过平坦部而又不会损伤晶状体或视网膜的位置，灌注管末端要足够长，避免灌注管末端终止于视网膜下腔。一旦视网膜下渗出被引流，需要施行激光光凝治疗或冷冻治疗。一些医生选择使用巩膜扣带围绕眼球 1 周，以减少玻璃体牵引力的产生。

2.7.6 玻璃体视网膜手术

玻璃体视网膜手术也经常用于牵引性视网膜脱离或黄斑前膜[47.48]。

2.7.7 支持疗法

必须强调防护性眼镜的佩戴。健壮的、活动活跃的年轻男性经常会遭遇潜在的伤害。需要尽力去预防未受累眼受到伤害，但不必阻止正常的日常活动及体育锻炼。对于双眼病患者推荐使用低视力辅助器来帮助视力康复、学习盲文。

2.7.8 随访

据报道，7%~10% 的患者在最初接受治疗后的 10 年会出现疾病复发[16,20,21]。因此，终身随访是有必要的。一旦病情稳定，患者仍需每 6~12 个月就诊一次。设定现实的预期、安排常规的随访时间表是有必要的。

2.8 预后

总的来说，粗略预计约 75% 的患者的受累眼经过治疗后在解剖上会得到改善或稳定[20]。剩下 25% 则会恶化或需要眼球剜除。如预期所料，早期疾病阶段的患者的改善远胜于晚期疾病阶段的患者。在一组有

117 例（124 眼）的病例中，存在毛细血管扩张，伴有或不伴有中心凹外脂质渗出的患者中有 73% 的视力好于 20/200；然而伴有不全或完全性渗出性视网膜脱离的患者中仅有 26% 可达到这个视力水平[20]。晚期 Coats 病的自然病程是发展成盲、眼痛或眼痨[49]。

2.9 总结

Coats 病的最终治疗方案主要取决于对其病理机制有无更好的理解。由于缺乏合适的动物模型和相关基因，使得未来的进展受到桎梏。与肌营养不良症等其他疾病存在相关性有望发现致病基因。与此同时，我们对 Coats 病的治疗需要专注于早期发现，并通过视网膜消融术（激光和冷冻）或药物稳定血管渗出来调控受累的视网膜。

（金梅 译 刘光辉 校）

参考文献

1. Coats G. Forms of retinal disease with massive exudation. R Lond Ophthal Hosp Rep. 1908;17:440–525.
2. Coats G. Uber Retinitis exudativa (retinitis haemorrhagica externa). Albrecht von Graefes Arch KlinOphthalmol. 1912;81:275–327.
3. Leber TH. Uber eine durch Vorkommen multipler Miliaraneurysmen characterisierte Form von Retinal degeneration. Graefes Arch Ophthalmol. 1912;81:1–14.
4. Tripathi R, Ashton N. Electron microscopical study of Coat's disease. Br J Ophthalmol. 1971;55(5):289–301.
5. Farkas TG, Potts AM, Boone C. Some pathologic and biochemical aspects of Coats' disease. Am J Ophthalmol. 1973;75(2):289–301.
6. Egbert PR, Chan CC, Winter FC. Flat preparations of the retinal vessels in Coats' disease. J Pediatr Ophthalmol. 1976;13(6):336–9.
7. McGettrick PM, Loeffler KU. Bilateral Coats' disease in an infant (a clinical, angiographic, light and electron microscopic study). Eye. 1987;1(Pt 1):136–45.
8. Reese AB. Telangiectasis of the retina and Coats' disease. Am J Ophthalmol. 1956;42(1):1–8.
9. Wise GN. Coats' disease. AMA Arch Ophthalmol. 1957;58(5):735–46.
10. Sun Y, Jain A, Moshfeghi DM. Elevated vascular endothelial growth factor levels in Coats disease: rapid response to pegaptanib sodium. Graefes Arch

Clin Exp Ophthalmol. 2007;245(9):1387–8.

11. He YG, Wang H, Zhao B, et al. Elevated vascular endothelial growth factor level in Coats' disease and possible therapeutic role of bevacizumab. Graefes Arch Clin Exp Ophthalmol. 2010;248(10):1519–21.

12. Zhang H, Liu ZL. Increased nitric oxide and vascular endothelial growth factor levels in the aqueous humor of patients with coats' disease. J Ocul Pharmacol Ther. 2012;28(4):397–401.

13. Anderson BH, Kasher PR, Mayer J, et al. Mutations in CTC1, encoding conserved telomere mainte-nance component 1, cause coats plus. Nat Genet. 2012;44(3):338–42.

14. Black GC, Perveen R, Bonshek R, et al. Coats' dis-ease of the retina (unilateral retinal telangiectasis) caused by somatic mutation in the NDP gene: a role for norrin in retinal angiogenesis. Hum Mol Genet. 1999;8(11):2031–5.

15. Berinstein DM, Hiraoka M, Trese MT, Shastry BS. Coats' disease and congenital retinoschisis in a single eye: a case report and DNA analysis. Ophthalmologica. 2001;215(2):132–5.

16. Shields JA, Shields CL, Honavar SG, Demirci H. Clinical variations and complications of Coats dis-ease in 150 cases: the 2000 Sanford Gifford Memorial Lecture. Am J Ophthalmol. 2001;131(5):561–71.

17. Gomez Morales A. Coats' disease. Natural his-tory and results of treatment. Am J Ophthalmol. 1965;60(5):855–65.

18. Woods AC, Duke JR. Coats's disease. I. Review of the literature, diagnostic criteria, clinical find-ings, and plasma lipid studies. Br J Ophthalmol. 1963;47:385–412.

19. Smithen LM, Brown GC, Brucker AJ, et al. Coats' disease diagnosed in adulthood. Ophthalmology. 2005;112(6):1072–8.

20. Shields JA, Shields CL, Honavar SG, et al. Classification and management of Coats disease: the 2000 Proctor Lecture. Am J Ophthalmol. 2001;131(5):572–83.

21. Egerer I, Tasman W, Tomer TT. Coats disease. Arch Ophthalmol. 1974;92(2):109–12.

22. Jumper JM, Pomerleau D, McDonald HR, et al. Macular fibrosis in Coats disease. Retina. 2010; 30(4 Suppl):S9–14.

23. Chang MM, McLean IW, Merritt JC. Coats' disease: a study of 62 histologically confirmed cases. J Pediatr Ophthalmol Strabismus. 1984;21(5):163–8.

24. Goel SD, Augsburger JJ. Hemorrhagic retinal macro-cysts in advanced Coats disease. Retina. 1991;11(4): 437–40.

25. Galluzzi P, Hadjistilianou T, Cerase A, et al. Is CT still useful in the study protocol of retinoblastoma? AJNR Am J Neuroradiol. 2009;30(9):1760–5.

26. Grabowska A, Calvo JP, Fernandez-Zubillaga A, et al. A magnetic resonance imaging diagnostic dilemma: diffuse infiltrating retinoblastoma versus coats' dis-ease. J Pediatr Ophthalmol Strabismus. 2010;47:e1-3.

27. De Potter P, Flanders AE, Shields JA, et al. The role of fat-suppression technique and gadopentetate dimeglu-mine in magnetic resonance imaging evaluation of

intraocular tumors and simulating lesions. Arch Ophthalmol. 1994;112(3):340–8.

28. Haik BG, Koizumi J, Smith ME, Ellsworth RM. Fresh preparation of subretinal fluid aspirations in Coats' disease. Am J Ophthalmol. 1985;100(2):327–8.

29. Khan JA, Ide CH, Strickland MP. Coats'-type retinitis pigmentosa. Surv Ophthalmol. 1988;32(5):317–32.

30. Singh AD, Shields CL, Shields JA, Goldfeder A. Bilateral exudative retinopathy as the initial manifes-tation of retinitis pigmentosa. Br J Ophthalmol. 2002; 86(1):116–7.

31. Gurwin EB, Fitzsimons RB, Sehmi KS, Bird AC. Retinal telangiectasis in facioscapulohumeral muscu-lar dystrophy with deafness. Arch Ophthalmol. 1985;103(11):1695–700.

32. Fitzsimons RB, Gurwin EB, Bird AC. Retinal vascu-lar abnormalities in facioscapulohumeral muscular dystrophy. A general association with genetic and therapeutic implications. Brain. 1987;110:631–48.

33. Robitaille JM, Monsein L, Traboulsi EI. Coats' dis-ease and central nervous system venous malformation. Ophthalmic Genet. 1996;17(4):215–8.

34. Goutieres F, Dollfus H, Becquet F, Dufier JL. Extensive brain calcification in two children with bilateral Coats' disease. Neuropediatrics. 1999;30(1):19–21.

35. Kivela T, Linnankivi T, Lindahl P, Pihkio H. Tolmie–Labrune syndrome: bilateral retinal telangiectasias and angiomas with cerebral cysts and calcifications. Acta Ophthalmol Scand. 2006;84(S 238):64–5.

36. Sohn EH, Michaelides M, Bird AC, et al. Novel muta-tion in PANK2 associated with retinal telangiectasis. Br J Ophthalmol. 2011;95(1):149–50.

37. Cameron JD, Yanoff M, Frayer WC. Coats' disease and turner's syndrome. Am J Ophthalmol. 1974;78(5): 852–4.

38. Folk JC, Genovese FN, Biglan AW. Coats' disease in a patient with Cornelia de Lange syndrome. Am J Ophthalmol. 1981;91(5):607–10.

39. Newell SW, Hall BD, Anderson CW, Lim ES. Hallermann-Streiff syndrome with Coats disease. J Pediatr Ophthalmol Strabismus. 1994;31(2):123–5.

40. Savage SA, Giri N, Baerlocher GM, et al. TINF2, a component of the shelterin telomere protection complex, is mutated in dyskeratosis congenita. Am J Hum Genet. 2008;82(2):501–9.

41. Shields JA, Shields CL. Differentiation of coats' disease and retinoblastoma. J Pediatr Ophthalmol Strabismus. 2001;38(5):262–6. quiz 302–3.

42. Deutsch TA, Rabb MF, Jampol LM. Spontaneous regression of retinal lesions in Coats' disease. Can J Ophthalmol. 1982;17(4):169–72.

43. Shapiro MJ, Chow CC, Karth PA, et al. Effects of green diode laser in the treatment of pediatric Coats disease. Am J Ophthalmol. 2011;151(4):725–31 e2.

44. Bergstrom CS, Hubbard 3rd GB. Combination intra-vitreal triamcinolone injection and cryotherapy for exudative retinal detachments in severe Coats disease. Retina. 2008;28(3 Suppl):S33–7.

45. Ghazi NG, Al Shamsi H, Larsson J, Abboud E. Intravitreal triamcinolone in Coats' disease. Ophtha-

lmology. 2012;119(3):648–9.

46. Ramasubramanian A, Shields CL. Bevacizumab for Coats' disease with exudative retinal detachment and risk of vitreoretinal traction. Br J Ophthalmol. 2012;96(3):356–9.

47. Yoshizumi MO, Kreiger AE, Lewis H, et al. Vitrectomy techniques in late-stage Coats'-like exudative retinal detachment. Doc Ophthalmol. 1995;90(4): 387–94.

48. Schmidt-Erfurth U, Lucke K. Vitreoretinal surgery in advanced Coat's disease. Ger J Ophthalmol. 1995;4(1):32–6.

49. Silodor SW, Augsburger JJ, Shields JA, Tasman W. Natural history and management of advanced Coats' disease. Ophthalmic Surg. 1988;19(2):89–93.

视网膜血管瘤

Arun D. Singh,Paul A. Rundle,Ian G. Rennie

视网膜血管瘤至少包括 4 种不同的临床疾病,包括视网膜毛细血管瘤、视网膜海绵状血管瘤、视网膜动静脉交通(Wyburn-Mason 综合征)及视网膜血管增生性肿瘤。当然,视网膜血管瘤从起源上也能分为先天性(出生前发生)或获得性(出生后发生),先天性者能保持视网膜紧密连接,因此无视网膜渗漏的表现,如视网膜下积液或硬性渗出[这类先天性视网膜血管瘤包括视网膜海绵状血管瘤和视网膜动静脉交通(Wyburn-

Mason 综合征)]。后天性者缺少视网膜紧密连接,因此表现有视网膜渗漏,如视网膜下积液或硬性渗出(这类获得性视网膜血管瘤包括视网膜毛细血管瘤和视网膜血管增生性肿瘤)。每个视网膜血管瘤亚型都有自己的临床特性,其全身性伴发症、治疗、预后与之相关,需要对各个亚型进行区分鉴别。视网膜血管瘤的临床特征及全身性伴发症总结于表 3.1。由于视网膜毛细血管瘤和视网膜动静脉交通(Wyburn-Mason 综合征)将在第 9 章进一步讨论,因此本节对它们只做一个简单介绍。

3.1　视网膜毛细血管瘤

3.1.1　引言

尽管这些视网膜血管瘤以成血管细胞瘤为代表,但众多学者还是推荐以毛细血管瘤而不是成血管细胞瘤或血管内皮瘤来描述这种血管肿瘤[1]。视网膜毛细血管瘤可进一步细分,根据其在视网膜中的位置可分为周边型和视盘旁型,根据其形态可以分为内生型、外生型和无蒂型,根据其对视网膜的影响可分为渗出型和牵引型,根据其与 von Hippel-Lindau 综合征(VHL)的关系分为 VHL 相关型和非 VHL 相关型。

3.1.2　临床特征

1/3 患者的视网膜毛细血管瘤呈多发性,且超过 1/2 的病例累及双侧视网膜。在 VHL 中诊断出视网膜毛细血管瘤的平均年龄为 25 岁[2]。

3.1.2.1 症状

患者常见与闪光感相关的视力渐进性下降。很多患者并无明显症状,只是在做 VHL 家族性疾病常规检查或筛选时被发现[3]。

3.1.2.2 体征

检眼镜下,视网膜毛细血管瘤表现为圆形局灶性视网膜病变,伴有橘红色的粗大的滋养血管(图 3.1)。肿瘤周围或黄斑区可见视网膜内或视网膜下渗出。视网膜毛细血管瘤大多位于颞上和颞下周边网膜[4]。粗大的滋养血管起始于视盘,它的存在强烈暗示周边网膜存在视网膜毛细血管瘤。视盘旁的视网膜毛细血管瘤与之相反,其周围无粗大的滋养血管。

3.1.3　诊断性评估

视网膜毛细血管瘤的眼底表现具有特征性,通过检眼镜检查即可诊断。因视网膜毛细血管瘤本质上是血管肿瘤,故对其而言,眼底荧光血管造影是一种能提供大量信

表 3.1　各种视网膜血管瘤诊断特征

类型	外观	位置	滋养血管	渗出	全身性伴发症
视网膜毛细血管瘤	圆形红色肿物	视盘旁/周边网膜	粗大	有	VHL
视网膜海绵状血管瘤	葡萄串样	非特异性	无	无	中枢神经系统血管瘤
视网膜动静脉畸形	血管扩张扭曲	近视盘处	无	无	Wyburn-Mason 综合征
视网膜血管增生性肿瘤	球状苍白肿物	周边网膜	无	有	无

VHL: von Hippel-Lindau 综合征。

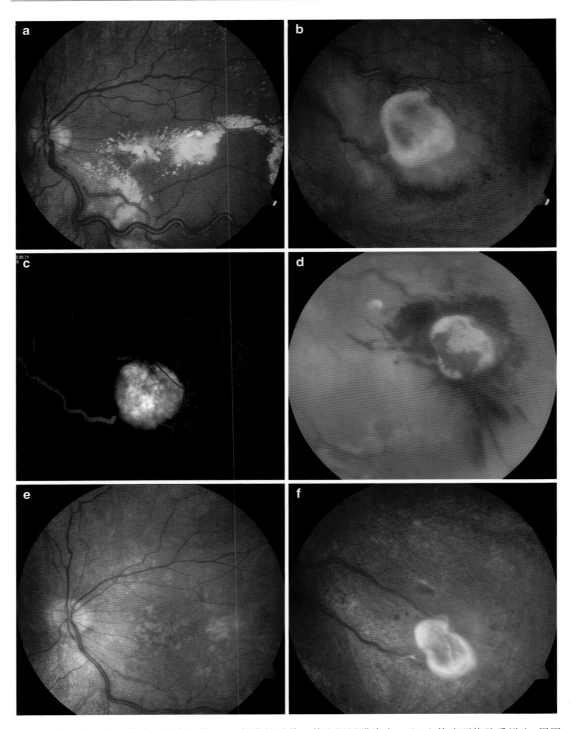

图 3.1　视网膜毛细血管瘤的眼底照片。(a)粗大的滋养血管和视网膜渗出。(b)血管瘤环绕胶质增生,周围伴有视网膜下积液和出血。(c)眼底荧光血管造影显示滋养动脉。(d)显著的高荧光和渗漏为其特征性眼底荧光血管造影表现。标准量光动力疗法治疗 1 周后,胶质增生和出血较前均增加。(e)治疗 6 周后,黄斑区渗出完全消退,滋养血管变细。(f)病灶缩小,胶质增生增加,视网膜下积液和出血完全消退。

息的诊断性工具(图 3.1)[5]。眼底荧光血管造影还有助于区分供养动脉和引流静脉,因此对制订治疗方案也十分重要。

3.1.4　诊断要点(框 3.1)

框 3.1
- 单个或多个局灶性圆形橘红色视网膜病灶。
- 病灶周围包绕有视网膜渗出和(或)视网膜下积液,可累及黄斑区。
- 起始于视盘的粗大的滋养血管(盘周型视网膜毛细血管瘤缺如)。
- 眼底荧光血管造影早期充盈明显,晚期渗漏。

3.1.5　鉴别诊断

鉴别诊断中应该考虑到 Coats 病、视网膜大动脉瘤及其他形式的视网膜血管肿瘤[6]。Coats 病是一种特发性单侧视网膜血管疾病,多发于年轻男性,以视网膜毛细血管扩张和视网膜渗出为特征[7]。发病年龄小、单侧发病、好发于男性、无全身性体征有助于鉴别。此外,该病存在显著的视网膜毛细血管扩张区域,不同于视网膜血管肿瘤。

视网膜大动脉瘤有许多不同于视网膜毛细血管瘤的特点[8]。该病通常见于老年患者后极部网膜,呈单个病灶。相较于视网膜渗出,其更常表现有视网膜下出血、视网膜内出血或玻璃体积血。最重要的是缺少粗大的滋养动脉,仔细检查可发现位于视网膜小动脉中央的动脉瘤。

视网膜毛细血管瘤与视网膜血管增生性肿瘤的重要体征区别在于后者缺少粗大的供养血管及位于下方远周部网膜[9]。视网膜毛细血管瘤多常见于颞侧中周部网膜[6]。

不像视网膜毛细血管瘤那样,视网膜血管增生性肿瘤为非家族性,无明显系统相关性疾病[9]。

3.1.6　治疗

目前有几种方法可用于视网膜毛细血管瘤的治疗,治疗方式的选择主要依据肿瘤的大小、位置、视网膜下积液、视网膜牵引及患眼视力而定[10]。如果两眼存在多处病灶或可能出现新的肿瘤时, 其治疗具有挑战性。

3.1.6.1 观察

当视网膜毛细血管瘤病灶非常小(<500μm),不伴渗出或视网膜下积液,也不影响视力时,如果患者依从性好,可对患者进行随诊观察[10]。随诊观察应最先考虑视盘旁视网膜毛细血管瘤这一类型,因为其往往能保持稳定[11]。

3.1.6.2 激光光凝治疗

激光光凝治疗已被运用到多个领域,对小于 4.5mm 的视网膜毛细血管瘤治疗有效(91%~100%),对 1.5mm 或更小的肿瘤效果更佳(图 3.2)[12]。激光光凝治疗能直接作用于病灶及滋养血管,也能与其他方法一起联合使用[13]。

3.1.6.3 冷冻疗法

当视网膜毛细血管瘤位于前部或其直径大于 3mm 时, 冷冻疗法比激光光凝治疗更适用(图 3.3)[14]。当存在中等视网膜下积液时,冷冻疗法也更适用。对于小灶肿瘤(小于1.5mm),冷冻疗法的效果也很好[10]。

3.1.6.4 光动力疗法

近来,有报道称光动力疗法能诱导外周型

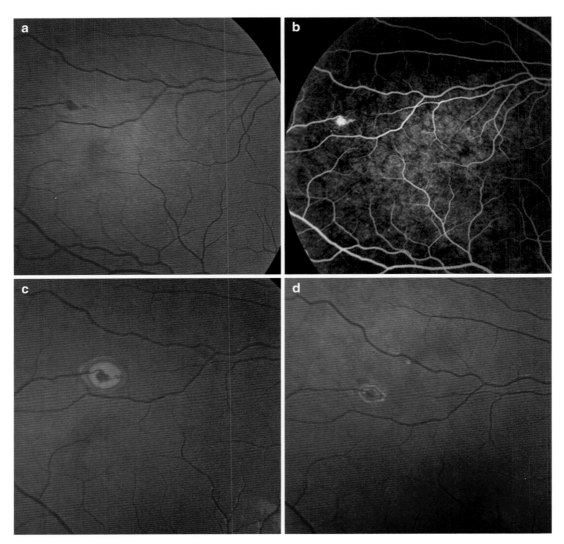

图 3.2　(a)VHL 患者随诊观察到的小视网膜毛细血管瘤。(b)在眼底荧光血管造影下可见血管。(c)刚完成激光治疗后的表现。(d)4 周后,血管瘤部分消退,并被脉络膜视网膜瘢痕包绕。(Reproduced with permission from Singh and Schachat[53])

(图 3.1)和视盘旁视网膜毛细血管瘤(图 3.4)的闭塞[11,15-17]。

3.1.6.5 放疗

对于直径大于 4mm 的视网膜毛细血管瘤, 激光光凝治疗和冷冻疗法的效果都不佳,而采用敷贴放射治疗可取得很好疗效[18]。对于上述常规方法治疗无效者,可考虑采用

低剂量体外放射治疗[19]。

3.1.6.6 抗 VEGF 治疗

尽管抗 VEGF 治疗被广泛用于各种视网膜血管疾病的治疗,但其在视网膜毛细血管瘤治疗上的应用仍有待进一步明确,不同病灶大小和渗出的治疗效果存在差异[20,21]。

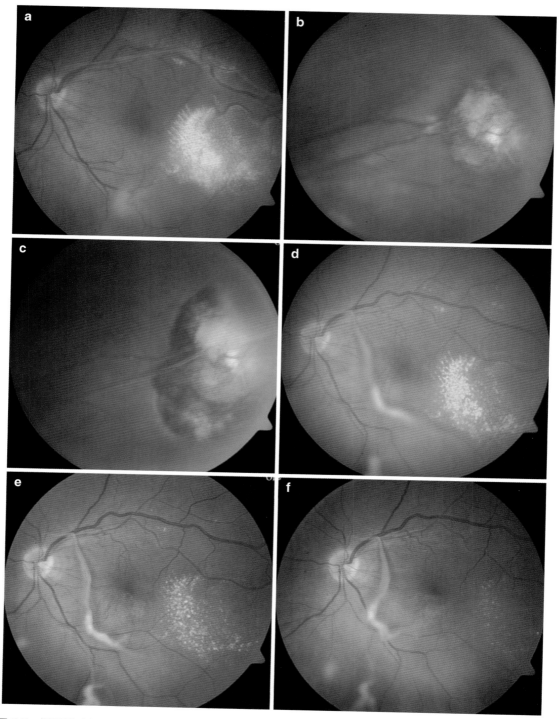

图 3.3　视网膜毛细血管瘤冷冻治疗。(a) 黄斑区渗出和 (b) 周边网膜孤立性视网膜毛细血管瘤。(c) 两次冻融冷冻治疗 3 个月后，肿瘤血管缩小，周围反应性色素增殖，(d) 黄斑区渗出减少。(e) 黄斑外观不断改善，渗出缓慢吸收 (6 个月后)，(f) 未再予额外干预 (12 个月后)。冷冻治疗也导致部分视网膜前膜剥离 (最后的视力为 20 / 20)。

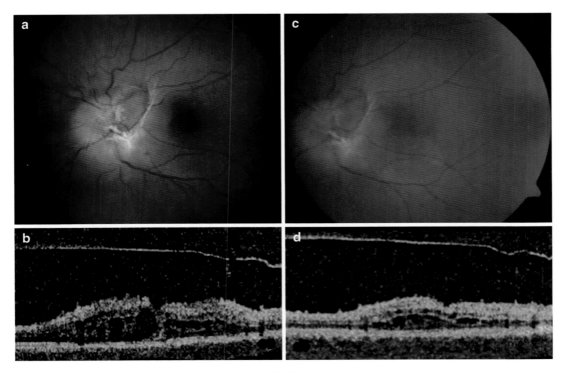

图 3.4 27 岁女性患者的左眼视盘旁视网膜毛细血管瘤伴黄斑囊样水肿,其(a)最初的眼底照片和(b)中心凹 OCT。光动力疗法治疗 2 年后眼底照片(c)及 OCT 检查(d)。结果表明肿瘤病灶稳定,水肿减轻。(Reproduced with permission from Sachdeva et al.[15])

3.1.6.7 玻璃体视网膜手术治疗

平坦部玻璃体切割术、视网膜脱离修复术及其他相关处理通常用于伴有孔源性或牵引性视网膜脱落的大的视网膜毛细血管瘤。

3.1.7 与 VHL 的相关性

视网膜毛细血管瘤偶见于 VHL 中或与之相关[6,22]。与 VHL 综合征相关的视网膜毛细血管瘤将会在第 9 章进一步讨论。

3.1.8 预后

即使经过充分治疗,视力预后仍不乐观[6]。总体而言,超过 25% 的患者表现为永久性视力损失,约 20% 的患者至少有一只眼睛视力不足 20/100[4]。视力结果主要与视网膜毛细血管瘤的大小、位置、数量及是否存在渗出性或牵引性视网膜脱离相关。由于视网膜毛细血管瘤会进行性扩大,因此在其出现症状之前进行诊断和治疗,视力预后较好[4]。

3.2 视网膜海绵状血管瘤

3.2.1 引言

视网膜海绵状血管瘤由多个薄壁扩张血管腔构成[23]。其腔壁内衬无孔隙的内皮细胞——故无渗漏[24]。视网膜海绵状血管瘤有两种形式:单发性和综合征性[23]。有学者建议脑海绵状血管畸形综合征应该涵盖在神经-

眼–皮肤综合征内，但脑血管瘤和皮肤血管瘤的关系是不一致的[23]。

3.2.2　临床特征

视网膜海绵状血管瘤被认为是一种罕见的先天性错构瘤。在一项 9 名患者的研究系列中年龄为 1~55 岁[25]。

3.2.2.1 症状

视网膜海绵状血管瘤患者可无症状，当病灶位于黄斑区，或存在黄斑纤维化，或存在玻璃体积血时，可出现视力下降。最近的 OCT 研究表明，血管瘤囊腔上覆视网膜前膜，桥接囊腔彼此，前膜发生收缩可引起牵引，并导致玻璃体积血（图 3.5）[26]。

3.2.2.2 体征

视网膜病灶位于内层网膜，或视盘表面，呈葡萄串样外观，并且囊腔内充满血液（图 3.5）[23]。血管瘤的大小和位置多变，但大部分位于中周部或周边部网膜，呈 1~2 个视盘大小的孤立性小病灶[22]。常见视网膜前膜。无明显滋养血管，无视网膜下或视网膜内渗出。多发性视网膜海绵状血管瘤罕见，可蔓延累及到中周部视网膜全周[27]。

3.2.3　诊断性评估

检眼镜下视网膜海绵状血管瘤的表现

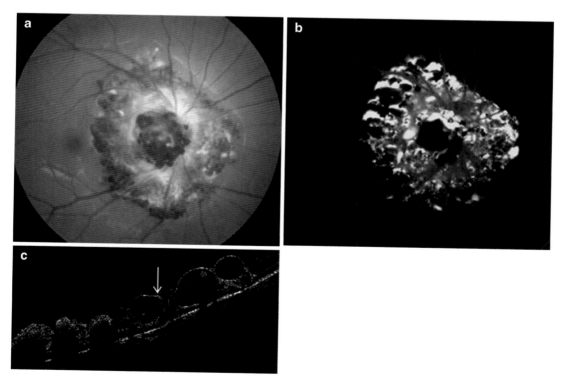

图 3.5　(a) 视盘型视网膜海绵状血管瘤眼底照片。(b) 无视网膜渗漏。眼底荧光血管造影中可见特征性囊样扩张，呈强荧光。(Reproduced with permission from Patikulsila et al.[54]) (c) 视网膜海绵状血管瘤 OCT 检查示病灶上覆视网膜前膜与囊腔相连，呈连续的高反射信号，在囊腔彼此间形成桥接（箭头）。(Reproduced with permission from Pringle et al.[26])

具有特征性。眼底荧光血管造影是最有用的诊断工具，可用于确诊。眼底荧光血管造影表明视网膜源性的血管瘤自身血流量低，并且静脉期充盈迟缓（图 3.5）。由于红细胞在此沉积，囊腔上层血浆染色，血管瘤中的囊腔扩张，呈帽状荧光。虽然海绵状血管瘤随机分布于眼底，但趋向循大静脉分布。此外，无明显滋养血管，无渗漏特征。

3.2.4　诊断要点（框 3.2）

> **框 3.2**
> - 视网膜病变位于内层网膜或视盘表面，呈葡萄串样外观，囊腔充满血液。
> - 通常被覆视网膜前膜。
> - 无明显滋养血管。
> - 无视网膜下或视网膜内渗出。
> - 与中枢神经系统血管瘤相关。

3.2.5　鉴别诊断

视网膜海绵状血管瘤需与其他血管性疾病相鉴别，如 Coats 病、视网膜毛细血管瘤、视网膜动静脉交通和视网膜血管增生性肿瘤。存在扩张的滋养血管和视网膜渗出表现不能作为视网膜海绵状血管瘤的诊断依据。

3.2.6　治疗

通常，视网膜海绵状血管瘤为非进展性疾病，其可自发血栓，偶尔会引起玻璃体积血。尽管部分病例曾尝试激光光凝治疗，然而目前尚缺乏有效的治疗方法，或者说没有治疗的需要[23]。

3.2.7　与中枢神经系统血管瘤的相关性

视网膜海绵状血管瘤可能与脑海绵状血管瘤有关，后者是一种高外显高变异的常染色体显性遗传的综合征[28-30]。视网膜血管瘤与中枢神经系统血管瘤之间的联系将在第 9 章中进一步讨论。

3.2.8　预后

绝大多数视网膜海绵状血管瘤患者无症状，病变无发展，也无需治疗。但小部分患者可并发自限性玻璃体积血。随着时间的推移，视网膜海绵状血管瘤可逐渐形成血栓，通常表现为病灶表面胶质增生。与之相反，脑海绵状血管瘤可产生严重后果，如癫痫、颅内出血，甚至死亡[28]。

3.3　Wyburn-Mason 综合征

3.3.1　引言

Wyburn-Mason 综合征是一种罕见的散发性疾病，其以视网膜或脑动静脉先天性畸形为主要特征。其他受累的组织可包括皮肤、骨骼、肾脏、肌肉和胃肠道[31,32]。

3.3.2　临床特征

尽管该病通常源于先天性，但视网膜动静脉畸形往往直到儿童期才被发现。

3.3.2.1 症状

伴有视网膜动静脉畸形的患者可无症状。无症状患者的病灶往往在偶然的检查中被发现，或在弱视眼视力受损检查时被发现。

3.3.2.2 体征

视网膜动静脉畸形在检眼镜下很容易被观察到。依据血管畸形的严重程度，本病可分为 3 型[33]：1 型动静脉畸形在大血管间存在异常的毛细血管丛；2 型动静脉畸形的动静脉之间无任何毛细血管中介;3 型动静脉畸形是最广泛的,伴血管扭曲扩张,并且动静脉之间没有明显分界(图 3.6)。

3.3.3　诊断性评估

检眼镜下视网膜动静脉畸形的表现具有特征性。眼底荧光血管造影是能用于确诊的最有用的诊断工具。眼底荧光血管造影表明动静脉存在异常的连接,伴或不伴毛细血管中介。在大部分严重的病例(3 型)中,即使眼底荧光血管造影术也无法识别其中的动静脉(图 3.6)。异常的视网膜血管呈特征性无荧光渗漏。

3.3.4　诊断要点(框 3.3)

框 3.3
- 动静脉畸形表现为异常扭曲扩张的视网膜血管。
- 无明显滋养血管。
- 无视网膜下或视网膜内渗出。
- 可能与颅内动静脉畸形有关。

3.3.5　鉴别诊断

视网膜动静脉畸形应与上述其他血管疾病加以区分,存在扩张的滋养血管及视网膜内渗出可排除视网膜动静脉交通的诊断。

3.3.6　治疗

视网膜血管畸形通常无需接受任何治疗。

3.3.7　与颅内动静脉畸形的相关性

颅内动静脉畸形伴有视网膜动静脉畸形的确切发病率目前还未知。相关内容将在其他章节详细讨论。

3.3.8　预后

视网膜血管异常在多年后可出现结构改变,血管扭曲加重[34],有时可导致血管阻塞[35]、视网膜缺血并伴新生血管性青光眼。由于视网膜代偿失调,或直接压迫视网膜神经纤维或视神经,3 型视网膜动静脉畸形患者失明的风险较高[36,37]。

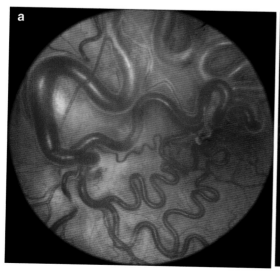
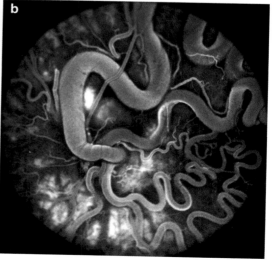

图 3.6　(a)典型视网膜动静脉畸形的眼底表现。(b)眼底荧光血管造影无法区分动静脉。

3.4　视网膜血管增生性肿瘤

3.4.1　引言

视网膜血管增生性肿瘤是罕见的视网膜疾病。直到 1982 年，Baines 报道了 5 例周边视网膜毛细血管结节合并后极部纤维细胞增殖膜，视网膜血管增生性肿瘤才被确认为一种单独的临床疾病[38]。为了与视网膜毛细血管瘤区分，其最初被命名为"假获得性视网膜血管瘤"[39]。在不同文献中命名还有所不同，视网膜血管增生性肿瘤是当前被广泛接受的专业术语[9]。从组织学而言，其病灶由神经胶质细胞、视网膜色素上皮细胞以及带有部分稍大的扩张血管的细毛细血管网混合组成[40,41]。血管增生性肿瘤的组织学表现使得研究者猜测其不是真正的肿瘤而是反应性增生[38]。视网膜血管增生性肿瘤可以是原发性的（74%），也可以继发于其他眼部疾病（26%）[9]。

3.4.2　临床特征

视网膜血管增生性肿瘤常发现于 30~40 岁人群，男女发病率相同[9]。在原发性肿瘤中，大部分（87%）为单发病灶，而在继发性肿瘤中，42% 为多发病灶。

3.4.2.1 症状

视力下降、闪光感、视物变形是常见的症状。一些无症状的患者在检眼镜检查时偶尔被发现确诊。

3.4.2.2 体征

视网膜血管增生性肿瘤呈球状粉黄色血管性肿物，位于周边网膜（图 3.7）。病灶无视网膜毛细血管瘤中所见的那种扩张、扭曲的滋养血管，但是可见正常或近似正常的视网膜血管进入病灶后极。视网膜血管增生性肿瘤好于下方视网膜。80% 的病例常可见视网膜下渗出，并且渗出可大范围存在[9]。此外，渗出性视网膜脱离，视网膜和玻璃体积血，玻璃体和视网膜前膜细胞也常被观察到（图 3.8）。视网膜血管增生性肿瘤旁周的视网膜色素上皮增殖可显著存在，特别是在那些继发性肿瘤中[9]。黄斑纤维化（31%）和水肿（18%）可导致视力下降（图 3.7）。

3.4.3　诊断性评估

由于大多数病灶位于视网膜周边部，因此眼底荧光血管造影等辅助检查的诊断价值受到限制。在可行眼底荧光血管造影检查的病例中，病灶在早期快速充盈，荧光增强，而在晚期弥漫性渗漏（图 3.7）。肿物内常可见毛细血管扩张和扩张的血管。超声检查中呈隆起的实性病灶，无论是 A 超还是 B 超均呈内部高反射。对于一些诊断困难的病例，眼内活检术是确诊所必需的[42]。

3.4.4　诊断要点（框 3.4）

框 3.4

- 血管增生性肿瘤呈球状粉黄色血管性肿物。
- 位于下方周边视网膜。
- 无扩张、扭曲的滋养血管。
- 并发视网膜渗出、视网膜下积液和黄斑纤维化。
- 既往存在眼科疾病，如中间葡萄膜炎、其他炎症或视网膜色素变性。

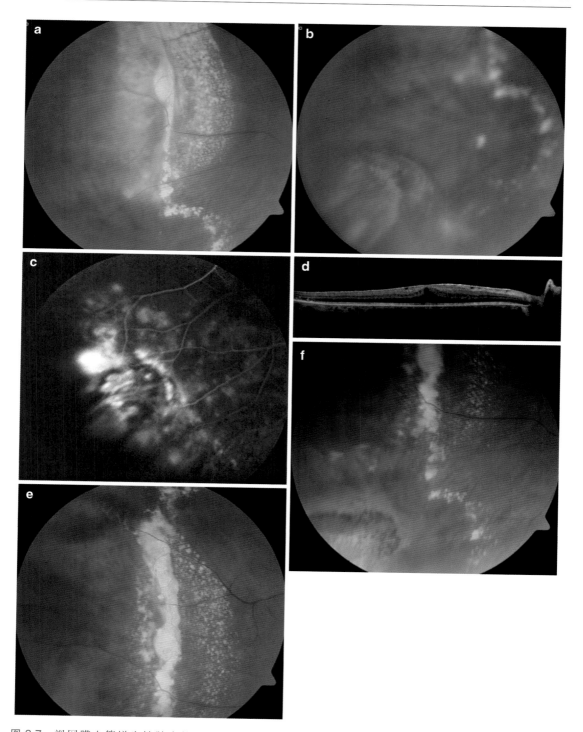

图 3.7　视网膜血管增生性肿瘤的眼底表现。(a)显著的视网膜脂质渗出及大泡状渗出性视网膜脱离。(b)血管增生性肿瘤呈球状粉黄色血管性肿物,位于周边网膜。(c)眼底荧光血管造影晚期呈弥漫性强荧光,(d)继发性黄斑前膜。(e)冷冻治疗后 6 周,视网膜脂质渗出及大泡状渗出性视网膜脱离好转,(f)周边网膜肿物消退。

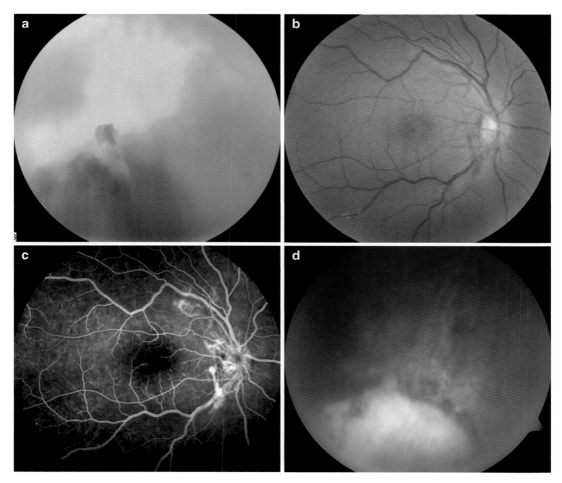

图 3.8 视网膜血管增生性肿瘤的眼底表现。(a)显著的视网膜脂质渗出,周边网膜见出血性肿瘤。(b)敷贴近距离放射治疗(35Gy)后继发性视网膜前膜加重,(c)出现视网膜新生血管,需要玻璃体腔内注射贝伐单抗(1.25mg. 0.05mL)。(d)4周后,肿瘤完全无血管化、胶质化。

3.4.5　鉴别诊断

非典型病灶容易与视网膜毛细血管瘤、偏心性脉络膜新生血管(盘状),其至无色素黑色素瘤相混淆。无明显滋养血管或无家族史是视网膜血管增生性肿瘤与视网膜毛细血管瘤最重要的区别。仔细检查肿瘤的血供,可明确其源自视网膜,而偏心性盘状脉络膜新生血管源自神经视网膜之下。与之类似,脉络膜血管瘤也位于视网膜下,并且很少被任何明显的渗出所包绕。

3.4.6　治疗

3.4.6.1 观察

没有明显渗出或黄斑病变的小的周边视网膜血管增生性肿瘤可予以定期观察。如果病变出现了症状或伴有明显的渗出或脱离,就必须进行治疗。

3.4.6.2 冷冻疗法

视网膜血管增生性肿瘤经过 3 次经结

膜冻–融冷冻疗法可成功治疗，尽管其需要进行重复治疗（图 3.7）[9]。然而，大的病灶需要深度的冷冻治疗，但由此会产生严重的并发症。这样的肿瘤最好采用其他治疗方法。

3.4.6.3 敷贴近距离放射治疗

钌或碘敷贴近距离放射治疗能有效治疗大的病灶（图 3.8）[9.43–45]。

3.4.6.4 光栓疗法和光动力疗法

吲哚菁绿介导的光栓疗法[46]和光动力疗法已被证实能有效地治疗视网膜血管增生性肿瘤（图 3.9）[47,48]。

3.4.6.5 抗 VEGF 药物

抗 VEGF 药物可被用作冷冻疗法的辅助治疗（图 3.8 和图 3.10）[49,50]。

3.4.7　与血管增生性肿瘤的相关性

约 25% 的血管增生性肿瘤继发于已存在的先天性、炎症性、血管性、外伤性、营养不良性及退行性眼部疾病，如中间葡萄膜炎、视网膜色素变性、眼弓形虫病[9]。但在同卵双胞胎[51]、Waardenburg 综合征[52]及 1 型神经纤维瘤[50]中却很少见。此外有报道称，其可能与全身性高血压和高脂血症存在相关性（图 3.8）[9]。

3.4.8　预后

在一项 103 名患者的大型系列研究中，多达 1/3 的患者最初被施予了随诊观察[9]。然而，即使是非常小的周边视网膜血管增生性肿瘤也可能导致视力丧失。晚期患者将会导致新生血管性青光眼，需要行眼球摘除。

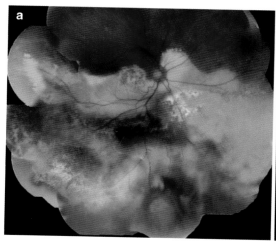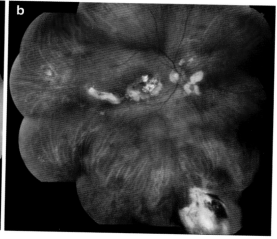

图 3.9　31 岁女性患者，右眼视力下降（20 / 200）。（a）眼底检查发现鼻下周边视网膜血管增生性肿瘤，导致大量视网膜下渗出并波及黄斑。（b）吲哚菁绿介导的光栓疗法治疗 10 个月后，渗出物几乎完全吸收，RPE、脉络膜萎缩，病灶区域 RPE 增殖。（Reproduced with permission from Bertelli and Pernter[46]）

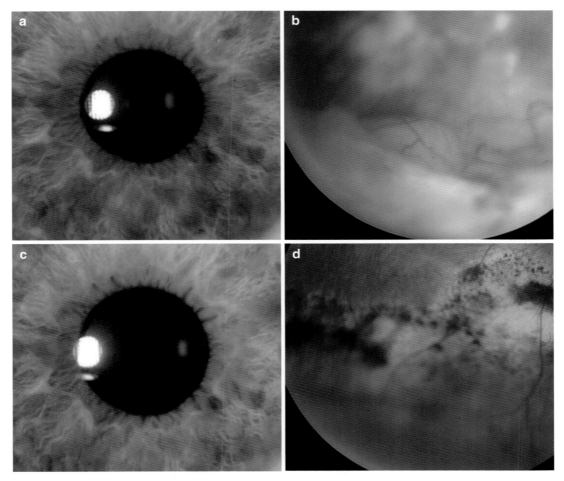

图 3.10　(a)右眼裂隙灯照片显示虹膜多发性 Lisch 结节及鲜红的虹膜新生血管。前房角镜检查显示房角全周新生血管。(b)下方眼底可见粉红色隆起的血管性肿物,伴周围脂质渗出,符合血管增生性肿瘤的表现。(c)在冷冻治疗和两次玻璃体内注射贝伐单抗治疗后,虹膜新生血管几乎完全消退。(d)视网膜血管增生性肿瘤的血管减少,脉络膜视网膜萎缩,后缘色素沉着。注意脂质渗出吸收。(Reproduced with permission from Hood et al.[50])

（王方 译　刘光辉 校）

参考文献

1. Grossniklaus HE, Thomas JW, Vigneswaran N, Jarrett 3rd WH. Retinal hemangioblastoma. A histologic, immunohistochemical, and ultrastructural evaluation. Ophthalmology. 1992;99(1):140–5.

2. Maher ER, Yates JR, Harries R, et al. Clinical features and natural history of von Hippel-Lindau disease. Q J Med. 1990;77(283):1151–63.

3. Moore AT, Maher ER, Rosen P, et al. Ophthalmological screening for von Hippel-Lindau disease. Eye. 1991;5(Pt 6):723–8.

4. Webster AR, Maher ER, Moore AT. Clinical characteristics of ocular angiomatosis in von Hippel-Lindau disease and correlation with germline mutation. Arch Ophthalmol. 1999;117(3):371–8.

5. Gass JDM, Braunstein R. Sessile and exophytic capillary angiomas of the juxtapapillary retina and optic nerve head. Arch Ophthalmol. 1980;98(10):1790–7.

6. Singh AD, Shields CL, Shields JA. von Hippel-Lindau disease. Surv Ophthalmol. 2001;46(2):117–42.

7. Coats G. Forms of retinal diseases with massive exudation. Roy Lond Ophthalmol Hosp Rep. 1908;17:440–525.

8. Rabb MF, Gagliano DA, Teske MP. Retinal arterial macroaneurysms. Surv Ophthalmol. 1988;33(2):73–96.

9. Shields CL, Shields JA, Barrett J, De Potter P. Vasoproliferative tumors of the ocular fundus. Classification and clinical manifestations in 103 patients. Arch Ophthalmol. 1995;113(5):615–23.

10. Singh AD, Nouri M, Shields CL, et al. Treatment of retinal capillary hemangioma. Ophthalmology. 2002;109(10):1799–806.

11. Schmidt-Erfurth UM, Kusserow C, Barbazetto IA, Laqua H. Benefits and complications of photodynamic therapy of papillary capillary hemangiomas. Ophthalmology. 2002;109(7):1256–66.

12. Schmidt D, Natt E, Neumann HP. Long-term results of laser treatment for retinal angiomatosis in von Hippel-Lindau disease. Eur J Med Res. 2000;5(2):47–58.

13. Blodi CF, Russell SR, Pulido JS, Folk JC. Direct and feeder vessel photocoagulation of retinal angiomas with dye yellow laser. Ophthalmology. 1990;97(6):791–7.

14. Welch RB. The recognition and treatment of early angiomatosis retinae and use of cryosurgery as an adjunct to therapy. Trans Am Ophthalmol Soc. 1970;68:367–424.

15. Sachdeva R, Dadgostar H, Kaiser PK, et al. Verteporfin photodynamic therapy of six eyes with retinal capillary haemangioma. Acta Ophthalmol. 2010;88(8):e334–40.

16. Atebara NH. Retinal capillary hemangioma treated with verteporfin photodynamic therapy. Am J Ophthalmol. 2002;134(5):788–90.

17. Bakri SJ, Sears JE, Singh AD. Transient closure of a retinal capillary hemangioma with verteporfin photodynamic therapy. Retina. 2005;25(8):1103–4.

18. Kreusel KM, Bornfeld N, Lommatzsch A, et al. Ruthenium-106 brachytherapy for peripheral retinal capillary hemangiomas. Ophthalmology. 1998;105(8):1386–92.

19. Raja D, Benz MS, Murray TG, et al. Salvage external beam radiotherapy of retinal capillary hemangiomas secondary to von Hippel-Lindau disease: visual and anatomic outcomes. Ophthalmology. 2004;111(1):150–3.

20. Dahr SS, Cusick M, Rodriguez-Coleman H, et al. Intravitreal anti-vascular endothelial growth factor therapy with pegaptanib for advanced von Hippel-Lindau disease of the retina. Retina. 2007;27(2):150–8.

21. Wong WT, Liang KJ, Hammel K, et al. Intravitreal ranibizumab therapy for retinal capillary hemangioblastoma related to von Hippel-Lindau disease. Ophthalmology. 2008;115(11):1957–64.

22. Maher ER, Webster AR, Moore AT. Clinical features and molecular genetics of Von Hippel-Lindau disease. Ophthalmic Genet. 1995;16(3):79–84.

23. Gass JD. Cavernous hemangioma of the retina. A neuro-oculo-cutaneous syndrome. Am J Ophthalmol. 1971;71(4):799–814.

24. Messmer E, Font RL, Laqua H, et al. Cavernous hemangioma of the retina. Immunohistochemical and ultrastructural observations. Arch Ophthalmol. 1984;102(3):413–8.

25. Messmer E, Laqua H, Wessing A, et al. Nine cases of cavernous hemangioma of the retina. Am J Ophthalmol. 1983;95(3):383–90.

26. Pringle E, Chen S, Rubinstein A, et al. Optical coherence tomography in retinal cavernous haemangioma may explain the mechanism of vitreous haemorrhage. Eye. 2009;23(5):1242–3.

27. Henwick S, Lois N, Olson JA. Circumferential peripheral retinal cavernous hemangioma. Arch Ophthalmol. 2004;122:1557–60.

28. Dobyns WB, Michels VV, Groover RV, et al. Familial cavernous malformations of the central nervous system and retina. Ann Neurol. 1987;21(6):578–83.

29. Goldberg RE, Pheasant TR, Shields JA. Cavernous hemangioma of the retina. A four-generation pedigree with neurocutaneous manifestations and an example of bilateral retinal involvement. Arch Ophthalmol. 1979;97(12):2321–4.

30. Labauge P, Krivosic V, Denier C, et al. Frequency of retinal cavernomas in 60 patients with familial cerebral cavernomas: a clinical and genetic study. Arch Ophthalmol. 2006;124(6):885–6.

31. Wyburn-Mason R. Arteriovenous aneurysm of midbrain and retina, facial nevi and mental changes. Brain. 1943;66:163–203.

32. Theron J, Newton TH, Hoyt WF. Unilateral retinocephalic vascular malformations. Neuroradiology. 1974;7:185–96.

33. Archer DB, Deutman A, Ernest JT, Krill AE. Arteriovenous communications of the retina. Am J Ophthalmol. 1973;75:224–41.

34. Augsburger JJ, Goldberg RE, Shields JA, et al. Changing appearance of retinal arteriovenous malformation. Albrecht Von Graefes Arch Klin Exp Ophthalmol. 1980;215(1):65–70.

35. Bech K, Jensen OA. On the frequency of coexisting racemose hemangiomata of the retina and brain. Acta Psychiatr Scand. 1961;36:47–56.

36. Shah GK, Shields JA, Lanning RC. Branch retinal vein obstruction secondary to retinal arteriovenous communication. Am J Ophthalmol. 1998;126(3):446–8.

37. Effron L, Zakov ZN, Tomsak RL. Neovascular glaucoma as a complication of the Wyburn-Mason syndrome. J Clin Neuroophthalmol. 1985;5(2):95–8.

38. Baines PS, Hiscott PS, McLeod D. Posterior nonvascularized proliferative extraretinopathy and peripheral nodular retinal telangiectasis. Trans Ophthalmol Soc U K. 1982;102(Pt 4):487–91.

39. Shields JA, Decker WL, Sanborn GE, et al. Presumed acquired retinal hemangiomas. Ophthalmology. 1983;90(11):1292–300.

40. Irvine F, O'Donnell N, Kemp E, Lee WR. Retinal vasoproliferative tumors: surgical management and histological findings. Arch Ophthalmol. 2000;118(4):563–9.

41. Hiscott P, Mudhar H. Is vasoproliferative tumour (reactive retinal glioangiosis) part of the spectrum of proliferative vitreoretinopathy? Eye. 2009;23(9):1851–8.

42. Bechrakis NE, Foerster MH, Bornfeld N. Biopsy in indeterminate intraocular tumors. Ophthalmology. 2002;109(2):235–42.

43. Heimann H, Bornfeld N, Vij O, et al. Vasoproliferative tumours of the retina. Br J Ophthalmol. 2000;84(10):1162–9.

44. Cohen VML, Shields CL, Demirci H, Shields JA. Iodine I 125 plaque radiotherapy for vasoproliferative tumors of the retina in 30 eyes. Arch Ophthalmol. 2008;126(9):1245–51.

45. Anastassiou G, Bornfeld N, Schueler AO, et al. Ruthenium-106 plaque brachytherapy for symptomatic vasoproliferative tumours of the retina. Br J Ophthalmol. 2006;90(4):447–50 [see comment].

46. Bertelli E, Pernter H. Vasoproliferative retinal tumor treated with indocyanine green-mediated photothrombosis. Retin Cases Brief Rep. 2009;3(3):266–71.

47. Barbezetto IA, Smith RT. Vasoproliferative tumor of the retina treated with PDT. Retina. 2003;23(4):565–7.

48. Saldanha MJ, Edrich C. Treatment of vasoproliferative tumors with photodynamic therapy. Ophthalmic Surg Lasers Imaging. 2008;39(2):143–5.

49. Kenawy N, Groenwald C, Damato B. Treatment of a vasoproliferative tumour with intravitreal bevacizumab (Avastin). Eye. 2007;21(6):893–4.

50. Hood CT, Janku L, Lowder CY, Singh AD. Retinal vasoproliferative tumor in association with neurofibromatosis type 1. J Pediatr Ophthalmol Strabismus. 2009. doi:10.3928/01913913-20090616-05.

51. Wachtlin J, Heimann H, Jandeck C, et al. Bilateral vasoproliferative retinal tumors with identical localization in a pair of monozygotic twins. Arch Ophthalmol. 2002;120(6):860–2.

52. Rundle P, Shields JA, Shields CL, et al. Vasoproliferative tumour of the ocular fundus associated with Waardenburg's syndrome. Eye. 2000;14(Pt 1):105–6.

53. Singh AD, Schachat AP. Treatment of retinal capillary hemangioma. In: Spaeth GL, Danesh-Meyer HV, Goldberg I, Kampik A, editors. Ophthalmic surgery: principles and practice. 4th ed. Philadelphia: Elsevier-Saunders; 2012. p. 622–3.

54. Patikulsila D, Visaetsilpanonta S, Sinclair SH, Shields JA. Cavernous hemangioma of the optic disk. Retina. 2007;27(3):391–2.

第 4 章

视网膜星形细胞瘤

Christopher Seungkyu Lee，Sungchul Lee，Arun D. Singh

内容提要

4.1 引言

　　视网膜星形细胞瘤是良性肿瘤,有两种临床类型:星形细胞错构瘤和"获得性"视网膜星形细胞瘤。视网膜星形细胞错构瘤通常与结节性硬化症(tuberous sclerosis complex,TSC)有关。"获得性"视网膜星形细胞瘤是罕见的星形细胞瘤,其多见于那些年龄偏大的无临床症状的结节性硬化症患者或有其他系统性综合征的患者。

4.2 视网膜星形细胞错构瘤

　　视网膜和视神经的星形细胞错构瘤主要发生于 TSC(又称 Bourneville 病)患者中,在神经纤维瘤病(又称 von Recklinghausen 病)或视网膜色素变性患者中也偶有发现[1,2]。通常,大部分病例中的视网膜星形细胞错构瘤被认为是先天性的,但有时候是后天新发生的(图 4.1)。

4.2.1 病理学及发病机制

　　最近的遗传学研究发现了两个独特的 TSC 变体,来源于 *TSC1* 基因 9q34 染色体和 *TSC2* 基因 16p13 染色体上的变异[3,4]。*TSC1* 和 *TSC2* 分别编码错构瘤蛋白和结节蛋白。这两种蛋白广泛表达于包括星形胶质细胞在内的各种正常的人体组织中,并参与细胞生长调节[5,6]。由于基因变异,发育中的视网膜内的未分化神经胶质细胞可引起视网膜星形细胞错构瘤。同 *TSC1* 基因的突变相比,*TSC2* 基因突变与星形细胞错构瘤更加相关[7]。

　　在组织病理学上,肿瘤通常由细长的纤

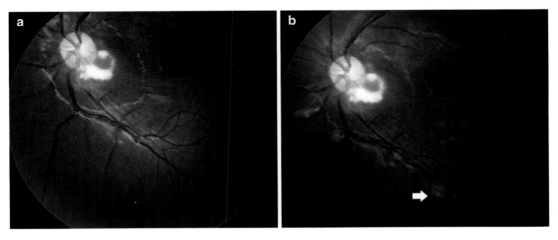

图 4.1　结节性硬化症患者（10 岁，女孩）的眼底外观。（a）视网膜星形细胞错构瘤毗邻视盘，呈桑葚样，中心钙化。（b）6 个月后，出现了一个新的扁平、光滑、半透明样病灶（白色箭头），病灶清晰可见，而之前还不明显。

维性星形胶质细胞组成，这些细胞的细胞核呈小卵圆形，胞质突起交错。一些肿瘤可能由多形性大星形细胞组成。部分肿瘤在组织病理学上表现出与 Müller 细胞的相似性，常表现血管化和钙化（多为钙球形式），提示其可能源自于 Müller 细胞[8]。有丝分裂现象非常罕见。

4.2.2　临床特征

4.2.2.1 症状

患者通常无症状，视网膜肿瘤一般在 TSC 筛查时被发现。黄斑区受累、肿瘤生长、玻璃体积血、玻璃体播散、玻璃体炎，或视网膜内/下渗出均可引起视觉症状[9-12]。

4.2.2.2 体征

在检眼镜下，肿瘤外观上可有很大的变异。通常来讲，已确认星形细胞错构瘤有 3 种基本形态。1 型：相对平滑、无钙化的半透明病灶；2 型：大的隆起的结节样钙化灶，呈桑葚样；3 型：1 型和 2 型的混合型，具有前

两种病灶的特征，病灶中心钙化，周边半透明（图 4.2a）[13-16]。第一种类型最常见，其次是后两种类型。3 种类型可以同时见于同一患者身上。

4.2.3　诊断性评估

大多数患者基于间接检眼镜检查和 TSC 临床表现调查即可以明确视网膜星形细胞错构瘤的诊断，TSC 临床表现包括典型癫痫三联征、精神萎靡及皮脂腺瘤（纤维血管瘤）（见第 9 章）。然而，眼底荧光血管造影、眼底自发荧光、超声、OCT 等辅助检查对于诊断非常有用，尤其是对于那些细小的 1 型病灶（框 4.1）。

眼底荧光血管造影显示视网膜星形细胞错构瘤的动脉期有明显的浅表微血管网，静脉期有荧光渗漏（图 4.2b），晚期肿物着染，并呈弥漫均匀的强荧光。

眼底自发荧光图像可有助于清晰显示肿瘤。因瘤体缺乏自发荧光，并遮挡了来自其后方的生理性背景自发荧光，故 1 型肿瘤呈减弱的自发荧光。过小的病灶因体积

不足以遮蔽背景自发荧光，不会呈现低自发荧光，故可能会被漏检。2 型钙化肿瘤呈高自发荧光。3 型肿瘤的中央钙化区呈增强的自发荧光，周围环状半透明区呈减弱的自发荧光，使瘤体两部分形成鲜明的对比（图 4.2c）[17]。

对于小的未钙化的 1 型肿瘤，超声影像检查一般无意义。但是，由于肿瘤内部钙化，大的钙化灶会呈特征性表现，如 B 超检查时的声影（图 4.3）。A 超检查中表现为瘤体前界尖锐、内部高反射、瘤体后眼眶的回声

减弱。

频域 OCT 提供了更好的分辨率和更强的组织穿透力，可显示肿瘤在视网膜中的位置和明确视力下降的原因。通过 OCT 可观察到视网膜星形细胞错构瘤处的视网膜神经纤维层增厚，肿瘤压迫了内层网膜。大的钙化性肿瘤经常会显现出多发性、圆形、融合性"虫蚀"样空隙，空隙伴有尾影，这些现象表示存在钙化或瘤体内空洞（图 4.2d）[18,19]。

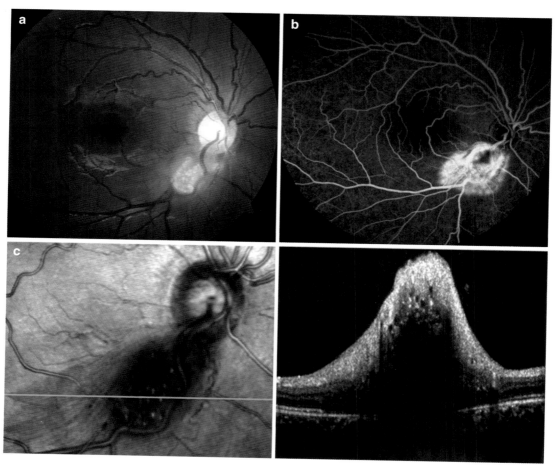

图 4.2 典型性视网膜星形细胞错构瘤的眼底外观。(a)病灶中央钙化，而周边为半透明非钙化区。(b)眼底荧光血管造影晚期，由于瘤体血管渗漏，病灶区呈相对高强荧光。(c)频域 OCT 图像示视网膜神经纤维层增厚、下方暗区，虫蚀一样的空洞可能表示瘤体内钙化。（待续）

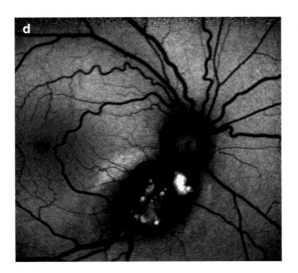

图 4.2(续)   (d)眼底自发荧光图像(德国,海德堡,共焦扫描激光检眼镜)显示瘤体中央的钙化结节呈强自发荧光,而周围的半透明区自发荧光减弱。

4.2.4   诊断要点(框 4.1)

框 4.1

- 单发或多发,局灶性半透明样圆形视网膜病灶。
- 单发或多发,大的隆起的桑葚样结节性钙化性病灶。
- 没有或有少量视网膜渗出,或包绕病灶的视网膜下积液。
- 无明显的延伸自视盘的滋养血管。
- 眼底荧光血管造影中可见明显的细小的视网膜血管网。
- 短期(数周至数月)观察中瘤体没有生长。

4.2.5   鉴别诊断

除上述检眼镜下独特的体征外,星形细胞错构瘤与一些病变非常类似。视网膜母细胞瘤、视网膜细胞瘤、有髓鞘神经纤维、视网膜胶质细胞增多症、视网膜毛细血管瘤和视盘玻璃疣这些病变在检眼镜下很难与星形细胞错构瘤相鉴别(表 4.1)。

小的视网膜母细胞瘤与星形细胞错构瘤一样,拥有类似的半透明外观,二者在体积小的时候都没有钙化。当发生钙化后,二者可表现出细微的差别。母细胞瘤多变成晦暗、白垩色。星形细胞错构瘤的钙化则多会变成类似于鱼卵一样的亮黄色。此外,视网膜母细胞瘤中常见扩张扭曲的滋养血管。大的视网膜母细胞瘤通常会引起玻璃体或视网膜下肿瘤种植、渗出性视网膜脱离,而星形细胞错构瘤很少发生这些。但是,硬性渗出的存在更倾向于星形细胞错构瘤的诊断而不是视网膜母细胞瘤。星形细胞错构瘤的血管管径正常,所以眼底荧光血管造影有助于明确诊断,这点与视网膜母细胞瘤不同。对于可疑病例,可予数周的密切随访,在此期间,星形细胞错构瘤能保持稳定,而视网膜母细胞瘤在生长[15,20]。

相对于视网膜母细胞瘤而言,视网膜细胞瘤是良性的。因视网膜细胞瘤与星形细胞错构瘤的病灶都可钙化,故两者也非常相似。病灶周围视网膜色素上皮改变是视网膜细胞瘤的常见表现,而不是星形细胞错构瘤所具有的特征,因为星形细胞错构瘤位于视网膜表面。

有髓鞘神经纤维的形态有时候像小的星形细胞错构瘤。但是,有髓鞘神经纤维通常位于或毗邻视盘边缘,其扁平无任何隆起,无钙化,边缘呈纤维样。

在临床上视网膜神经胶质细胞增多症很难同星形细胞错构瘤相鉴别,但是,眼部炎症史、眼外伤及眼退行性改变等既往病史是其重要的诊断线索。

一些星形细胞错构瘤具有丰富的血管,因此很难将其与视网膜毛细血管瘤相鉴别。

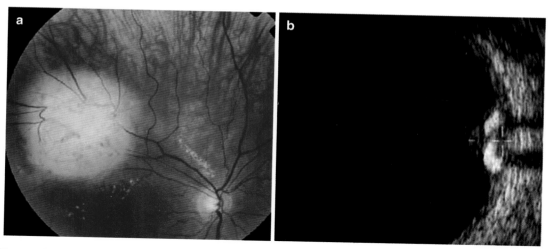

图 4.3　大的钙化性星形细胞错构瘤的眼底外观。(a)病灶周边围绕视网膜渗出。(b)B 超检查显示内部钙化。(Reproduced with permission from Giles et al.[9])

表 4.1　星形细胞错构瘤的鉴别诊断

诊断	外观	钙化	滋养血管	渗出	RPE	生长情况 a	
星形细胞错构瘤	透明或白色团块	有,黄色,球形	无	通常无	正常	无	TSC
视网膜母细胞瘤 视网膜细胞瘤	白色团块	有,白色,厚实的	有 无	无 无	正常 增殖	有 无	13q 染色体缺失综合征
有髓鞘神经纤维	白色斑片,非团块	无	血管被遮蔽	无	正常	无	无
视网膜胶质细胞增多症	白色团块	可能有	无	可能有	萎缩、增殖	无	无
视网膜毛细血管瘤	圆形红色团块	无	粗大	有	正常	可能有	VHL 病
视盘玻璃疣	白色结节样团块	有	无	无	正常	无	视网膜色素变性

RPE:视网膜色素上皮细胞;VHL: Von Hippel-Lindau 综合征;TSC :结节性硬化症。
a,短期生长的观察,从数周至数月。

然而,视网膜毛细血管瘤通常呈红色或粉色而不是白色，拥有扩张扭曲的视网膜滋养血管，更容易引起视网膜渗出,而且不发生钙化。

视盘玻璃疣和视盘星形细胞错构瘤之间的相似度非常大,以至于"巨大的玻璃疣"这一名词既往一度被用来描述结节性硬化症中钙化的星形细胞错构瘤[21]。尽管视盘玻璃疣

钙化明显,但它们一般是双侧的,且位于视盘内，而钙化的星形细胞错构瘤呈特征性单侧生长,突出于视盘上方,遮蔽视盘和血管。

4.2.6　治疗

大多数视网膜星形细胞错构瘤的体积较小,位于中心凹外,病情稳定,所以一般无

需治疗。但部分病例会出现进行性增大、钙化及危及视力的并发症，如玻璃体积血、玻璃体炎、玻璃体播散、视网膜内/下渗出，因此必须定期进行眼科检查。

　　渗出可在数周内自行吸收[22]，但是对于持续性、进展性和累及黄斑的渗出(图4.4)，可以考虑采用光动力疗法(使用维替泊芬)、

经瞳孔温热疗法、近距离放射治疗、贝伐单抗玻璃体腔注射、玻璃体切割术或眼内镜切除术治疗[23-31]。

　　玻璃体积血可自发性吸收，但出血持续不吸收或反复出血者可以予以玻璃体切割术治疗[12,32,33]。更具侵袭性的病例表现为进行性生长、肿瘤种植和新生血管性青光眼，则

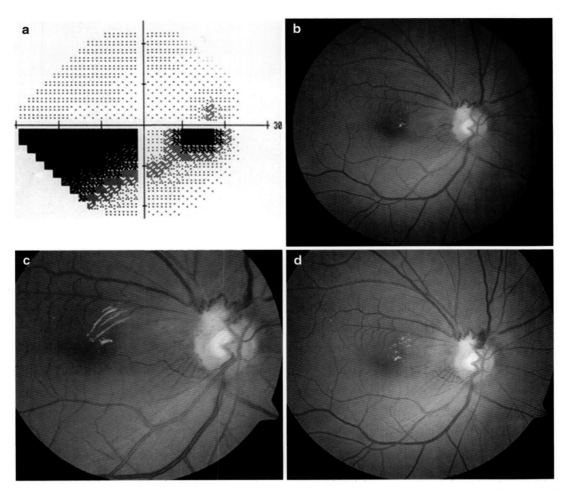

图4.4　(a)45岁白人女性患者，无明显既往病史，因右眼前暗点而被推荐行视盘周围肿瘤排除检查。(b)最初检查显示双眼视力20/20，右眼视盘颞上方边缘表层有一边界模糊的黄白色半透明状肿物，延伸侵入视网膜。(c)可见内部粗大的血管及扩张的侧枝血管。黄斑区平伏，但中心凹鼻上方有脂质渗出，乳斑区可见少量视网膜波折。基于其形态学的特征，诊断为视网膜星形细胞瘤，但要观察它的进展。经过6个月的随访，视力仍保持在20/20，但是脂质渗出累及中心凹。(d)经过标准量光动力疗法(1.5mm光斑覆盖整个瘤体及至视盘颞上边缘)治疗2个疗程，4个月后右眼视力保持在20/15，脂质渗出减少，并且部分瘤体神经胶质增生。(Reproduced with permission from Singh[47])

需要予以剜除眼球[34,35]。

4.2.7　与结节性硬化症的相关性

发现约 1/2 的 TSC 患者患有视网膜星形细胞错构瘤，但研究报道中的这一比例存在差异，在 34%~87% 之间不等（参见第 9 章）[7,13,14,16,36,37]。在这些视网膜星形细胞错构瘤患者中，约 50% 的患者双眼发病，1/3~1/2 的患者呈多发性病灶[7,13,16,36]。一些患者仅表现为视网膜肿瘤，未见其他 TSC 表现。视网膜星形细胞错构瘤是 TSC 的首要临床表现，或是一种不完全型 TSC。

在一些 TSC 患者中，可观察到视网膜色素缺失斑，比例为 8%~39%[16,38,39]。其表现为广泛的色素减少，或被一定程度的色素增生所包绕。

4.2.8　预后

大多数星形细胞错构瘤可保持稳定，不引起并发症。但是偶尔可见瘤体逐渐增大，并可发生钙化，尤其见于年轻患者[13]。在极少数病例中，瘤体进行性生长，伴退行性坏死，导致玻璃体播散、玻璃体或视网膜下出血、视网膜下渗出或脱离及新生血管性青光眼[11,27,31,34,40,41]。之前正常的视网膜可发生新的病灶[15]。视网膜星形细胞错构瘤自发性萎缩也曾见于报道[42,43]。总的来说，星形细胞错构瘤可保持静止，并且视力预后好。还没有发现它们会恶变或有转移倾向（框 4.2）。

4.2.9　视网膜星形细胞瘤的临床特征（框 4.2）

框 4.2

- 视网膜星形细胞瘤为良性肿瘤，临床上

分为 2 型：①星形细胞错构瘤，其常与 TSC 相关；②"获得性"视网膜星形细胞瘤。

- 已确认星形细胞错构瘤有 3 种基本形态。1 型：相对扁平、半透明无钙化病灶；2 型：结节样隆起的钙化病灶；3 型：1 型和 2 型的混合型。
- 随访过程中可观察到肿瘤的发生、生长及钙化。
- 未发现恶变或转移。
- 通常，视力预后较好，无需治疗，除非伴有玻璃体积血、渗出或肿瘤持续性增长。

4.3　"获得性"星形细胞瘤

合并有 TSC 的视网膜星形细胞错构瘤在视网膜星形细胞瘤中占大部分。然而，"获得性"星形细胞瘤可见于任何年龄段人群，无家族史，与 TSC 或其他系统性综合征无关（图 4.5）。这种罕见肿瘤的确切发病率尚不清楚，其仅在一些个案报道中被提及[35,41,44-46]。

典型的"获得性"星形细胞瘤最初表现为孤立性白色至粉红色视网膜内肿物，通常位于后极部邻近视盘处。"获得性"视网膜星形细胞瘤具有进行性持续生长扩大的倾向，并引起局部并发症。"获得性"视网膜星形细胞瘤的真正病理机制还不明确。但是，其显然起源于典型的视网膜星形细胞或 Müller 细胞。在大多报道的病例中，受累眼因为肿物生长，其次是青光眼和（或）疑诊为脉络膜黑色素瘤或视网膜母细胞瘤而被摘除。还没有确立更好的治疗方案。个别通过组织活检确诊的病例通过放射治疗可能有效。

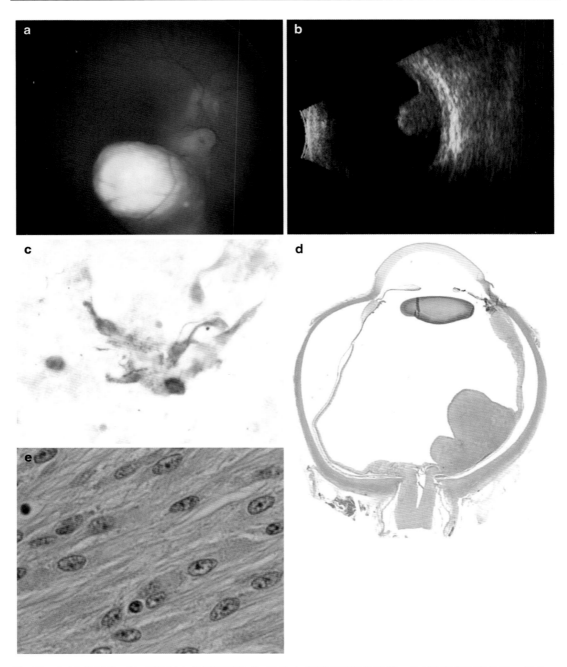

图 4.5 (a)5 岁患儿,男,多叶灰白色视网膜肿块,肿块上方伴有玻璃体播散。(b)眼超声检查显示一处 9mm 厚的蘑菇状病灶。(c)未见钙化。针吸活检后进行细胞病理学分析,提示肿块内细长细胞为良性,并阳性表达波形蛋白和神经胶质纤维酸性蛋白,与视网膜星形细胞瘤相符。(d)瘤体进行性生长致使患者接受了眼球剜除。眼球标本含有一同质的多叶性视网膜肿物,未侵犯视神经。(e)组织病理学分析提示为大的神经胶质细胞伴有纤维状胞浆,未见有丝分裂迹象。(Reproduced with permission from Cohen et al.[40])

(柳昕 译 刘光辉 校)

参考文献

1. Destro M, D'Amico DJ, Gragoudas ES, et al. Retinal manifestations of neurofibromatosis. Diagnosis and management. Arch Ophthalmol. 1991;109:662–6.
2. De Bustros S, Miller NR, Finkelstein D, Massof R. Bilateral astrocytic hamartomas of the optic nerve heads in retinitis pigmentosa. Retina. 1983;3:21–3.
3. van Slegtenhorst M, de Hoogt R, Hermans C, et al. Identification of the tuberous sclerosis gene TSC1 on chromosome 9q34. Science. 1997;277:805–8.
4. Consortium ECTS. Identification and characterization of the tuberous sclerosis gene on chromosome 16. Cell. 1993;75:1305–15.
5. Johnson MW, Kerfoot C, Bushnell T, et al. Hamartin and tuberin expression in human tissues. Mod Pathol. 2001;14:202–10.
6. Catania MG, Johnson MW, Liau LM, et al. Hamartin expression and interaction with tuberin in tumor cell lines and primary cultures. J Neurosci Res. 2001;63:276–83.
7. Aronow ME, Nakagawa JA, Gupta A, et al. Tuberous sclerosis complex: genotype/phenotype correlation of retinal findings. Ophthalmology. 2012;119:1917–23.
8. Jakobiec FA, Brodie SE, Haik B, Iwamoto T. Giant cell astrocytoma of the retina. A tumor of possible Mueller cell origin. Ophthalmology. 1983;90:1565–76.
9. Giles J, Singh AD, Rundle PA, et al. Retinal astrocytic hamartoma with exudation. Eye. 2005;19:724–5.
10. Mennel S, Meyer CH, Peter S, et al. Current treatment modalities for exudative retinal hamartomas secondary to tuberous sclerosis: review of the literature. Acta Ophthalmol Scand. 2007;85:127–32.
11. de Juan Jr E, Green WR, Gupta PK, Baranano EC. Vitreous seeding by retinal astrocytic hamartoma in a patient with tuberous sclerosis. Retina. 1984;4:100–2.
12. Kroll AJ, Ricker DP, Robb RM, Albert DM. Vitreous hemorrhage complicating retinal astrocytic hamartoma. Surv Ophthalmol. 1981;26:31–8.
13. Nyboer JH, Robertson DM, Gomez MR. Retinal lesions in tuberous sclerosis. Arch Ophthalmol. 1976;94:1277–80.
14. Robertson DM. Ophthalmic manifestations of tuberous sclerosis. Ann N Y Acad Sci. 1991;615:17–25.
15. Zimmer-Galler IE, Robertson DM. Long-term observation of retinal lesions in tuberous sclerosis. Am J Ophthalmol. 1995;119:318–24.
16. Rowley SA, O'Callaghan FJ, Osborne JP. Ophthalmic manifestations of tuberous sclerosis: a population based study. Br J Ophthalmol. 2001;85:420–3.
17. Mennel S, Meyer CH, Eggarter F, Peter S. Autofluorescence and angiographic findings of retinal astrocytic hamartomas in tuberous sclerosis. Ophthalmologica. 2005;219:350–6.
18. Shields CL, Benevides R, Materin MA, Shields JA. Optical coherence tomography of retinal astrocytic hamartoma in 15 cases. Ophthalmology. 2006;113:1553–7.
19. Xu L, Burke TR, Greenberg JP, et al. Infrared imaging and optical coherence tomography reveal early-stage astrocytic hamartomas not detectable by fundoscopy. Am J Ophthalmol. 2012;153:883–9 e2.
20. Howard GM, Ellsworth RM. Differential diagnosis of retinoblastoma. A statistical survey of 500 children. I. Relative frequency of the lesions which simulate retinoblastoma. Am J Ophthalmol. 1965;60:610–8.
21. Reese AB. Relation of drusen of the optic nerve to tuberous sclerosis. Arch Ophthalmol. 1940;24:187–205.
22. Panzo GJ, Meyers SM, Gutman FA, et al. Spontaneous regression of parafoveal exudates and serous retinal detachment in a patient with tuberous sclerosis and retinal astrocytomas. Retina. 1984;4:242–5.
23. Bloom SM, Mahl CF. Photocoagulation for serous detachment of the macula secondary to retinal astrocytoma. Retina. 1991;11:416–22.
24. Vrabec TR, Augsburger JJ. Exudative retinal detachment due to small noncalcified retinal astrocytic hamartoma. Am J Ophthalmol. 2003;136:952–4.
25. Mennel S, Hausmann N, Meyer CH, Peter S. Photodynamic therapy for exudative hamartoma in tuberous sclerosis. Arch Ophthalmol. 2006;124:597–9.
26. Drummond SR, Kemp EG. Retinal astrocytoma managed by brachytherapy. Ophthalmology. 2009;116:597–e1.
27. Eskelin S, Tommila P, Palosaari T, Kivela T. Photodynamic therapy with verteporfin to induce regression of aggressive retinal astrocytomas. Acta Ophthalmol. 2008;86:794–9.
28. Vilaplana D, Castilla M, Poposki V, et al. Acquired retinal astrocytoma managed with endoresection. Retina. 2006;26:1081–2.
29. Nakayama M, Keino H, Hirakata A, et al. Exudative retinal astrocytic hamartoma diagnosed and treated with pars plana vitrectomy and intravitreal bevacizumab. Eye. 2012;26:1272–3.
30. Shields CL, Materin MA, Marr BP, et al. Resolution of exudative retinal detachment from retinal astrocytoma following photodynamic therapy. Arch Ophthalmol. 2008;126:273–4.
31. Tomida M, Mitamura Y, Katome T, et al. Aggressive retinal astrocytoma associated with tuberous sclerosis. Clin Ophthalmol. 2012;6:715–20.
32. Jost BF, Olk RJ. Atypical retinitis proliferans, retinal telangiectasis, and vitreous hemorrhage in a patient with tuberous sclerosis. Retina. 1986;6:53–6.
33. Atkinson A, Sanders MD, Wong V. Vitreous haemorrhage in tuberous sclerosis. Report of two cases. Br J Ophthalmol. 1973;57:773–9.
34. Shields JA, Eagle Jr RC, Shields CL, Marr BP. Aggressive retinal astrocytomas in 4 patients with tuberous sclerosis complex. Arch Ophthalmol. 2005;123:856–63.
35. Arnold AC, Hepler RS, Yee RW, et al. Solitary retinal astrocytoma. Surv Ophthalmol. 1985;30:173–81.
36. Lagos JC, Gomez MR. Tuberous sclerosis: reappraisal of a clinical entity. Mayo Clinic proceedings. Mayo Clinic. 1967;42:26–49.

37. Kiribuchi K, Uchida Y, Fukuyama Y, Maruyama H. High incidence of fundus hamartomas and clinical significance of a fundus score in tuberous sclerosis. Brain Dev. 1986;8:509–17.

38. Au KS, Williams AT, Roach ES, et al. Genotype/phenotype correlation in 325 individuals referred for a diagnosis of tuberous sclerosis complex in the United States. Genet Med. 2007;9:88–100.

39. Shields CL, Reichstein DA, Bianciotto C, Shields JA. Retinal pigment epithelial depigmented lesions associated with tuberous sclerosis complex. Arch Ophthalmol. 2012;130:387–90.

40. Cohen VM, Shields CL, Furuta M, Shields JA. Vitreous seeding from retinal astrocytoma in three cases. Retina. 2008;28:884–8.

41. Shields CL, Shields JA, Eagle Jr RC, Cangemi F. Progressive enlargement of acquired retinal astrocytoma in 2 cases. Ophthalmology. 2004; 111:363–8.

42. Moschos MM, Chamot L, Schalenbourg A, Zografos L. Spontaneous regression of an isolated retinal astrocytic hamartoma. Retina. 2005;25:81–2.

43. Kiratli H, Bilgic S. Spontaneous regression of retinal astrocytic hamartoma in a patient with tuberous sclerosis. Am J Ophthalmol. 2002;133:715–6.

44. Reeser FH, Aaberg TM, Van Horn DL. Astrocytic hamartoma of the retina not associated with tuberous sclerosis. Am J Ophthalmol. 1978;86: 688–98.

45. Ramsay RC, Kinyoun JL, Hill CW, et al. Retinal astrocytoma. Am J Ophthalmol. 1979;88:32–6.

46. Ulbright TM, Fulling KH, Helveston EM. Astrocytic tumors of the retina. Differentiation of sporadic tumors from phakomatosis-associated tumors. Arch Pathol Lab Med. 1984;108:160–3.

47. Singh AD. Neoplastic diseases of the retina. In: Gass' atlas of macular diseases. 5th ed. Philadelphia: Agarwal A. Elsevier; 2011. p. 1116.

视网膜色素上皮肿瘤

Elias I. Traboulsi，Arun D. Singh

内容提要

RPE 肿瘤可以是先天性或获得性，也可以分为反应性、增殖性、错构瘤性、肿瘤性(表 5.1)[1]。出生时发病者伴有全身症状，如家族性腺瘤性息肉病(familial adenomatous polyposis，FAP)或Ⅱ型神经纤维瘤病(neurofibromatosisⅡ，NF2)。获得性 RPE 肿瘤包括良性及恶性病变，在没有诸如超声检查、OCT 及眼底荧光血管造影等辅助检查的配合下，其有时与脉络膜肿瘤较难鉴别。在这一章，我们将回顾先天性和获得性 RPE 肿瘤的临床特征及它们的全身相关表现。

5.1　先天性视网膜色素上皮肥大

5.1.1　引言

先天性视网膜色素上皮肥大(congenital hypertrophy of the retinal pigment epithelium，CHRPE)呈单个圆形、扁平、高色素眼底病灶，位于 RPE 层(图 5.1)。在最早的文献中，CHRPE 被归类为 RPE 良性黑色素瘤[2]。

5.1.2　病因及发病机制

孤立性 CHRPE 病灶呈散发性、先天性，潜在的遗传机制不清。

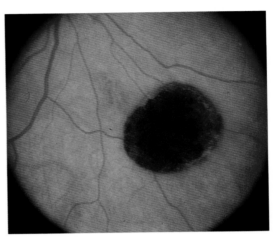

图 5.1　孤立性 CHRPE。孤立性 CHRPE 呈边界清晰、扁平的色素性视网膜病灶，较亮的区域为空隙区，数年后可缓慢扩大。

表 5.1　RPE 病灶分类

类型	亚型	变异	其他术语	相关疾病
反应性	增生 化生			外伤;炎症;中毒
增殖性	实性	色素性 非色素性	视网膜痣 良性 RPE 黑色素瘤	无
	簇状	色素性 非色素性	熊迹 北极熊迹	无
	POFL		非典型性 CHRPE	Gardner 综合征 Turcot 综合征
错构瘤性	RPE	表层 全层伴内部血管化	先天性错构瘤	无
	RPE 和视网膜		联合错构瘤	2 型神经纤维瘤病
肿瘤性	腺瘤 腺癌			CHRPE(罕见)

RPE:视网膜色素上皮;CHRPE:先天性视网膜色素上皮肥大;POFL:色素性眼底病灶。

5.1.3　病理学

从组织病理上而言,孤立性 CHRPE 病灶由肥大的 RPE 细胞层构成,该处 RPE 细胞含有大量的色素颗粒(图 5.2)[3]。病灶下方的脉络膜毛细血管层及脉络膜正常。异常 RPE 的上方感光细胞层可正常，或萎缩，引起视野暗点。RPE 细胞含有色素颗粒,该颗粒类似缺少脂褐质的黑色素,其存在表明这些 RPE 细胞缺少执行正常吞噬功能的能力，可导致相关感光细胞变性[4]。在病灶的空隙区,RPE 细胞色素减少，或 RPE 细胞丧失[3]。在该区域中,Bruch 膜和 RPE 之间出现神经胶质细胞。新生儿的 CHRPE 病灶组织病理学研究揭示了 CHRPE 色素沉着的类型,也证实了该类病灶本质为先天性[5]。

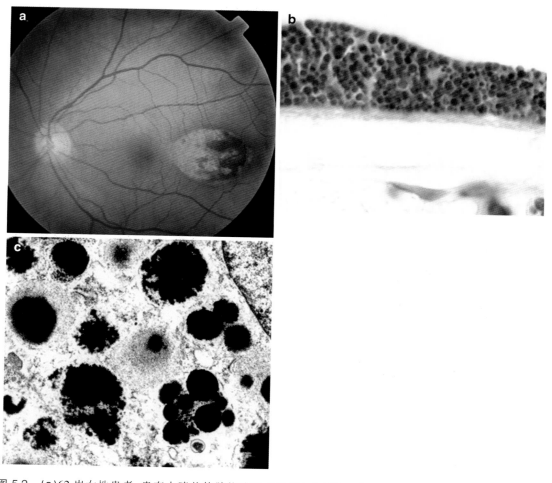

图 5.2　(a)62 岁女性患者,患有大睫状体脉络膜黑色素瘤(已剜除),黄斑中心颞侧 1mm 外水平线处见一椭圆形视网膜色素上皮病灶。(b)CHRPE 病灶内的病理学改变多样,与色素沉着的水平相关。高度色素沉着的颞侧区域表现为色素上皮肥大。增厚的色素上皮细胞表现为细胞核基底部极性的部分丢失,在顶部和基底部区域均有数量不等的黑色素小体填充(HE 染色,×500)。(c)电镜显示大而碎裂的黑色素颗粒(电镜,×32 000)。(Reproduced with permission from Parsons et al.[3])

5.1.4　临床特征

5.1.4.1 症状

CHRPE 患者通常无症状，除非病灶累及黄斑。

5.1.4.2 体征

检眼镜下，CHRPE 呈圆形斑块，有时呈扇形，通常位于周边眼底，而视盘周围的病灶罕见。病灶常被低色素晕轮环绕，偶尔为高色素环[4]。可存在穿凿样低色素或脱色素空隙，偶见整个 CHRPE 斑块呈脱色素，被称为周边眼底的白化斑(图 5.3)[6]。除偶见有些区域局灶性视网膜色素沉着外，CHRPE 病灶上方的视网膜及视网膜血管表现正常，可表现为外层视网膜萎缩，有时萎缩累及内层视网膜，特别是在一些大的病灶中[4,7]。偶尔可见与毛细血管和大血管闭塞相关的新生血管发生[8]。

5.1.5　诊断性评估

视野检查可查出与 CHRPE 病灶相关的暗点。最初呈相对暗点，但是一旦感光细胞萎缩可转变为绝对暗点。CHRPE 患者的 ERG 和 EOG 检查正常，FAP 患者和多发性眼底色素性病变患者的 ERG 和 EOG 检查亦正常[9]。OCT 检查可见 RPE 层增厚伴上方视网膜萎缩(图 5.3)。在眼底荧光血管造影检查中，肥大的 RPE 细胞遮盖了脉络膜荧光，无荧光渗漏(图 5.4)。余处正常外观的眼底在造影检查中表现正常。

5.1.6　治疗

无治疗的必要，除非 CHRPE 病灶边缘发生新生血管[10]，但这样的病例非常罕见。

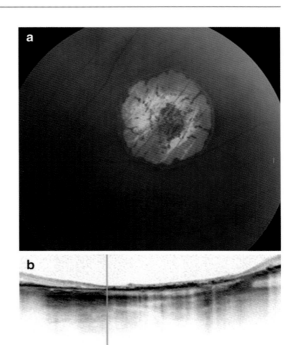

图 5.3　脱色素性 CHRPE。(a)眼底外观。(b)OCT 提示 RPE 增厚、上方视网膜萎缩。

5.1.7　预后

CHRPE 为良性病灶，一般不会显著变大，除部分非常罕见的病例[11]。据观察，50%病例中病灶会轻微增长，这种现象的意义及病理机制不清[12]。有观察表明，CHRPE 病灶的边缘可发生结节，提示为 RPE 腺瘤[10,13-15]。

5.2　先天性视网膜色素群沉着症

多处视网膜存在局灶性、扁平的视网膜色素沉积，并排列成群，被称为先天性视网膜色素群沉着症(congenital grouped pigmentation of the RPE，CGRPE)[16]。小的色素沉积病灶位于群的尖端,靠近后极部[16,17]。色素病灶的排列形如动物足迹,被称为熊迹或兽迹(图 5.4)[16,18]。Meyer 等认为成群型 CHRPE 的发展模式与皮肤扇形色素沉积症相似,并推测扇形分布可反映 RPE 细胞在胚胎发育期的迁移方向[19]。在大部分病例中,CGRPE 累及双眼(84%),并局限于一个象限[17]。与孤立性 CHRPE 病灶不同的是,本病的视网膜色素群沉积区不存在脱色素性空隙或上方感光细胞异常[18]。然而,在极少部分病例中,病灶可缺少色素沉积,呈白斑样(北极熊迹)[11]。尽管 CGRPE 与 FAP 无关联[16,20],但有极少病例与小头畸形相关的报道[21]。

5.3　色素性眼底病变

5.3.1　引言

　　色素性眼底病变(pigmented ocular fundus lesions,POFL)是一个描述性用语,既往用于指 FAP 患者眼底所见的病灶。因为上述普通的 CHRPE 通常与 FAP 无关[20],因此人们更愿意用 POFL 而非 CHRPE 来命名该病。FAP 中的病灶有着与 CHRPE 显著不同的独特的眼底特征。仅有部分病灶的组织病理学特征与 CHRPE 相同(表 5.2 和表 5.3)[22]。

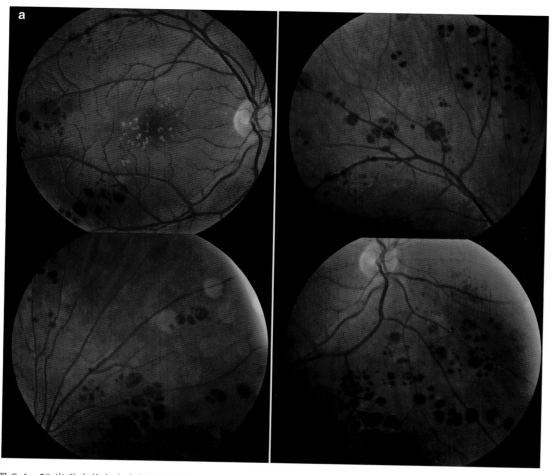

图 5.4　28 岁无症状白人女性患者,散瞳眼底检查示双眼底多个小的、扁平、褐色至黑色 RPE 肥大群。(a)这种斑片状病灶呈圆形,排列在周边眼底,伴有小色素沉积点朝向后极部。(待续)

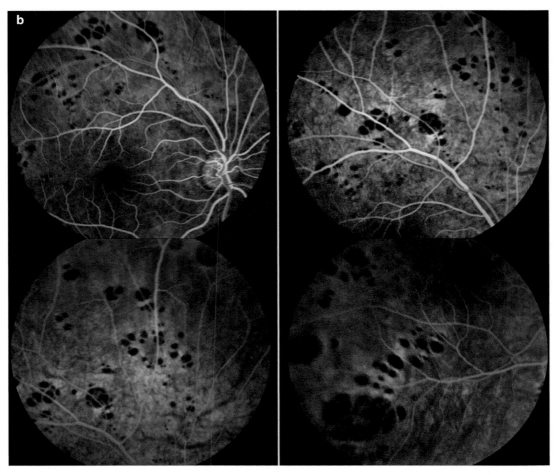

图 5.4(续)　(b)表现与成群的色素沉着的 CHRPE 相符。黄斑区同时存在的那些独特的无色素性点状病灶为成群的无色素性 CHRPE。眼底荧光血管造影显示与临床所见的色素沉着灶或低色素灶相对应的持续性弱荧光。(Turell et al.[54])

表 5.2　不同 CHRPE 的组织病理学表现

| 类型 | RPE 细胞 | 色素颗粒 | | | 其他体征 |
		大小	密度	形状	
孤立性	肥大 增生	大 巨大黑色素小体	增加	球形	Bruch 膜增厚 RPE 萎缩(腔隙) 感光细胞萎缩 脂褐质缺失
成群的	正常	大	增加	椭圆形	无 RPE 肥大 无 RPE 增生 感光细胞正常
非典型性	肥大 增生	大	增加	球形	RPE 错构瘤 异常黑色素生成

RPE:视网膜色素上皮;CHRPE:先天性视网膜色素上皮肥大。

表 5.3　CHRPE 和 POFL 的相对鉴别特征

特征	CHRPE	视网膜色素群沉着症	POFL
形状	圆形	形状不一	卵圆形
脱色素	腔隙样	无	尾状或腔隙样
大小(基底直径)	0.2~13mm	大小不一	0.15~0.45mm
单/双侧	单侧	单侧或双侧	双侧
数量	孤立性或成群	大量	4 个或更多
生长性	经常有,但是程度轻微	未知	未知
恶变	很少	不恶变	不恶变
组织病理学 　(RPE 变化)	肥大 增生	肥大	肥大 增生 错构瘤
全身关联	无	很少(小头畸形和其他异常)	Gardner 综合征,Turcot 综合征

RPE:视网膜色素上皮;CHRPE:先天性视网膜色素上皮肥大;POFL:色素性眼底病变。

5.3.2　病因及发病机制

多灶性 POFL 的存在是 FAP 的标志,特异性>90%,敏感性为 70%~80%[23]。FAP 存在数百个基因突变,被称为结肠腺瘤样息肉基因(adenomatous polyposis coli,APC),位于染色体 5q21~q22[24]。基因型与临床表型之间的关系表明 CHRPE 和硬纤维瘤与 FAP 基因突变相关,突变点分别位于 311 至 1444 密码子之间及 1444 密码子之后[25]。

5.3.3　病理学

组织病理学研究显示 FAP 中除局灶性高色素性病灶外,存在弥漫性 RPE 异常。RPE 细胞肥厚,含有脂褐质颗粒、大量膜性包涵体、巨大黑色素小体[22]。从组织病理学上,POFL 可以分为 4 种类型:①病灶由单层肥厚的 RPE 细胞构成;②病灶由 2~3 层的 RPE 构成的小堆组成;③厚的病灶,7~8 层细胞高,由增生的 RPE 构成;④暗黑的色素性病灶,占据视网膜整层厚度,类似于 RPE 腺瘤(图 5.5)。因此,FAP 中的 POFL 可能更被倾向认为是 RPE 腺瘤或错构瘤。

5.3.4　临床特征

5.3.4.1 症状

POFL 患者通常无症状,除非黄斑受累。

5.3.4.2 体征

大约 3/4 的 POFL 患者出生时即存在,甚至在新生儿重症监护室进行早产儿视网膜病变筛查时观察到 POFL[26]。POFL 的大小及数量看起来并不随年龄增长而增加,但是当前并无发表的文献数据支持这一说法。

检眼镜检查会低估病灶的数量,因为临床病理相关性表明组织病理学检查中病灶发现量大约是尸检前发现量的 3 倍(图 5.5)[22]。我们推荐使用三面镜对所有的病灶进行检查记录。POFL 可以表现为几种类型中的一种。细小的圆形深色病灶(<0.1PD)通常位于涡静脉附近的周边眼底,而大的病灶更靠近后极,特征性表现为卵圆形、泪滴形或咖啡豆形(图 5.5)。黄斑区的病灶亦有观察到。部

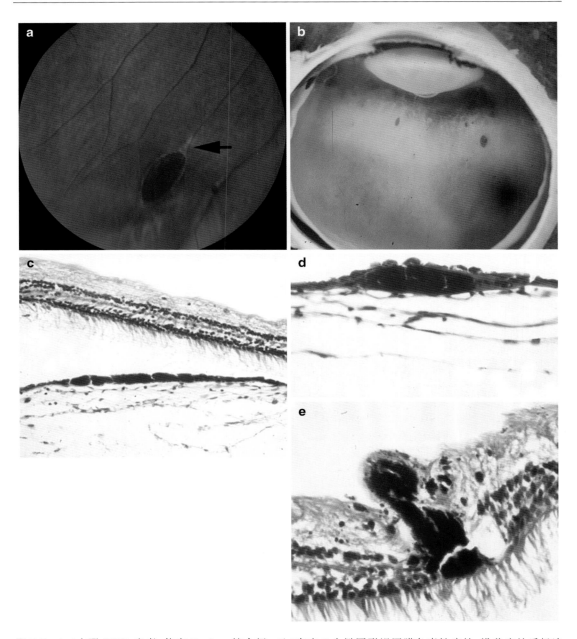

图 5.5 (a)右眼 POFL 患者,伴有 Gardner 综合征。(b)存在 2 个椭圆形视网膜色素性病灶,沿着病灶后极边缘色素脱失(箭头)。周边视网膜存在数个小的病灶,除非进行 3 面镜眼底检查,否则很容易被忽略。(c)病理检查中,POFL 可表现为 RPE 色素沉着或肥厚。(d)多层的厚 RPE 错构瘤,(e)甚至结节性 RPE 腺瘤。(Reproduced with permission from Traboulsi et al.[22])

分 POFL 病灶存在脱色素环,和(或)后极脱色素轨迹。在周边眼底常常可见到弥漫性细点样 RPE 色素沉着。POFL 病灶的数量在家族内具有相当程度的一致性。

5.3.4.3 与 FAP(Gardner 综合征)的相关性

FAP 或 Gardner 综合征是非常罕见的常

染色体显性遗传病,以发生腺瘤性结肠息肉为特征[27]。这种患者会不可避免地发生结肠腺癌,除非施行预防性结肠切除术。许多患者还存在结肠外良性病灶,如皮脂囊肿、脂肪瘤、纤维瘤、骨瘤。骨瘤通常见于颅骨,亦有报道见于眼眶[28]。POFL[23]和颌骨病灶[29]是该病最常见和最有特征的结肠外表现。结肠外癌性病变可发生在甲状腺、肾上腺和肝脏[30]。

存在 4 个或以上 POFL 是临床 FAP 高度敏感性和特异性的指标,敏感性为 70%~80%,特异性>90%[23]。如果同时还存在颌骨病灶,敏感性和特异性可进一步轻微提高[29]。POFL的存在对一些家族性发病的诊断特别有用,在那些家族中,由于眼部表现的家族一致性,多个个体存在大量 POFL 病灶。存在眼部病变的患者具有发生结肠息肉的风险[31]。然而,无POFL者并不排除发生结肠息肉的可能。当前大量研究报道称 *APC* 基因 1249~1549 突变患者较 *APC* 基因 0~178 或 312~412 突变患者发生息肉病的年龄更早、生存率更差[32]。

Turcot 综合征:Turcot 综合征是 FAP 的变种,在该病中,患者将出现脑肿瘤。Turcot 综合征患者同样存在多发性 POFL[33]。

小头畸形:在常染色体隐性小头畸形患者 3 兄妹(2 男 1 女)中发现 CHRPE 样病灶,但无 Gardner 综合征相关的全身性表现,其中 1 男孩伴有小头畸形及染色体异常[21,34]。

5.3.5 诊断性评估

对于怀疑患有 FAP 的患者,如果表现有该病的眼部表型,需要进行详细的眼部检查以确诊。如果检眼镜下仅见到 1 或 2 处病灶,必须进行三面镜检查以期发现其他细小的病灶。ERG 和 EOG 检查通常正常,因此是非必需的。疑诊 FAP 的患者需要接受肠胃病医生的检查评估,需要根据当前的指南制订

适当的药物和手术干预措施。青少年 FAP 患者通常需要施行预防性结肠切除术。市面上已有基因突变分析和蛋白截短试验开展以辅助诊断 FAP。

5.3.6 治疗

POFL 无治疗的必要性。如果眼眶骨瘤引起明显的眼部问题,则需要进行手术切除。

5.3.7 预后

视力预后佳。在早期诊断出 FAP 并制订适合的治疗方案有利于改善预后。

5.4 单纯性 RPE 错构瘤

5.4.1 引言

单纯性 RPE 错构瘤非常罕见,其于 1981 年由 Laqua 首次描述[35]。Gass 建议命名为 RPE 错构瘤,并将其分为 3 型:①浅层视网膜受累;②全层视网膜受累,并延伸至周边网膜;③内部血管化[1]。也有人用"先天性 RPE 错构瘤"来描述该病[36]。

5.4.2 病因及发病机制

该肿瘤为先天性发病,在既往的病例报道中,并无特定的遗传病因发现或假说。

5.4.3 病理学

尚未有关于单纯性 RPE 错构瘤的临床病理相关性的研究报道。

5.4.4 临床特征

5.4.4.1 症状

单纯性 RPE 错构瘤患者通常无症状,除非黄斑受累,这时可表现为不同程度的视力受损。

5.4.4.2 体征

单纯性 RPE 错构瘤呈小(0.5~1.0mm)的单独的黑色结节样,并好发于黄斑区。可于儿童期发现,如果无视力受累的话,可于之后的其他年龄阶段发现。所有病例在检眼镜下均可见明显的滋养动脉或引流静脉,或由眼底荧光血管造影检查观察到。大部分病例伴有视网膜牵引,或病灶周围环绕有光晕。

5.4.5　诊断性评估

临床特征是独特的。超声检查显示一个有高内部反射的结节性的内部致密的肿块。眼底荧光血管造影的早期阶段呈现无荧光,晚期一些病例表现为一个中央的斑状荧光,其他病例仅在病灶的边缘呈环形的强荧光。

5.4.6　治疗

没有明确的治疗,也没有尝试治疗或认为治疗是必要的,因为视力通常保存完好。

5.4.7　预后

在所有被报道的病例中,没有关于肿瘤生长的记录,其中一些已观察 15 年。

5.5　RPE 腺瘤及腺癌

5.5.1　引言

这些是罕见的视网膜色素上皮获得性肿瘤。腺瘤和腺癌的鉴别只能根据组织病理学检查结果,因为这两种肿瘤的临床表现相似。

5.5.2　病因及发病机制

视网膜色素上皮腺瘤和腺癌的病因仍不清楚,迄今尚未发现任何遗传因素。

5.5.3　病理学

组织病理学检查,视网膜色素上皮腺瘤是由 RPE 细胞增生构成的。起源于 RPE 前部的肿瘤在腺体或腺管中有空泡多角形细胞,并间杂有血管化结缔组织间隔(图 5.6)。一个突出的基底膜是显而易见的。如果肿瘤显示为核异型和局部侵袭,则分类为腺癌。然而,视网膜色素上皮肿瘤包括腺癌在内是否转移尚未知。

5.5.4　临床特征

5.5.4.1 症状

由于黄斑受累,腺瘤患者可能有不同的视觉症状,包括视力丧失。

5.5.4.2 体征

大多数的视网膜色素上皮腺瘤位于周边部眼底,虽然罕见的视乳头旁的肿瘤已有报道[37]。在一组有 13 名成年患者(年龄:28~79岁)的病例中,其中有 10 名女性,3 名男性;10名为白人,3 名为非裔美国人[38]。所有肿瘤均为单发,单侧,范围从小(2mm×2mm×1mm)到大(17mm×17mm×17mm)。肿瘤的颜色通常是深棕色到黑色(图 5.6)。8 例可见显著的视网膜供养血管,其中 5 例有渗出性视网膜脱离。两例有复发性玻璃体积血[37]。周围的视网膜硬性渗出的存在是一个重要的诊断特征,因为它几乎从未与未治疗的脉络膜黑色素瘤有关。

5.5.5　诊断性评估

眼底荧光血管造影检查示肿瘤早期呈弱荧光,后期呈轻度强荧光,并且无脉络膜血管显影。超声检查示肿瘤回声特征性突发升高,内部反射中–高度,实性回声。即使进行了临床和诊断性评估,仍然通常很难将 RPE 腺瘤和腺癌同脉络膜黑色素瘤区分开来(表 5.4)。在这样的病例中,针吸活检术可以解释色素上皮细胞的来源,可以明确诊断(图 5.6)。在罕见的情况下,RPE 反应性增殖

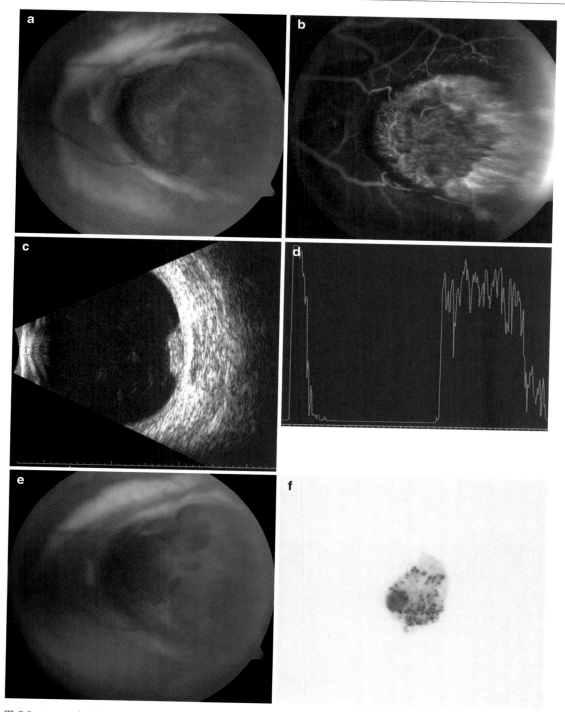

图 5.6 (a)40 岁女性患者,在常规检查中发现眼底色素性肿物。(b)呈均匀暗色,无玻璃膜疣,橙色色素沉积,并且上方覆盖的视网膜细节缺失。见大量脂质渗出沿着肿物的基底部分布。视网膜血管似乎挺进肿物,但是血管无扩张。眼底荧光血管造影检查明确肿瘤内部血管源自视网膜血管。(c)B 超检查提示一圆顶状病灶位于脉络膜前。(d)肿物在 A 超中呈内部高反射。(e)临床诊断为 RPE 腺瘤,患者每 3 个月随诊一次。在第 6 个月随诊时,发现病灶增大。行经玻璃体腔针吸活检术,未发生并发症。活检术后 1 周复查,活检穿刺点处出现少量视网膜出血。(f)细胞学标本显示为中等的立方形细胞伴有色素颗粒,提示为 RPE 细胞而非脉络膜黑色素瘤(Courtesy of Dr. Biscotti)。

表 5.4　RPE 腺瘤和脉络膜黑色素瘤相对鉴别特征

特征		RPE 腺瘤/腺癌	脉络膜黑色素瘤
形状		圆顶状	圆顶状或蕈状
颜色		黑色	棕色
边界		边界清晰	边界不清
视网膜滋养血管		存在	无
视网膜渗出	浆液性	经常	经常
	脂质	经常	几乎无
辅助检查	眼底荧光眼管造影	与视网膜血流相关	脉络膜血管内部异常
	超声	中-高度反射	低-中度反射
行为	生长	慢	快
	转移	从不	经常
组织病理学	细胞	多边形细胞	纺锤样或上皮样细胞
	排列	腺体样排列	簇状排列或杂乱
	基底膜	显著	无
	免疫组化	上皮细胞抗原	Melan-A
			HMB-45

可获得肿瘤属性，形态上类似 RPE 腺瘤或脉络膜黑色素瘤(图 5.7)[39,40]。

5.5.6　治疗

依据患者个体不同的病变特征，可施以不同的治疗措施，如定期观察、眼球摘除术、局部肿瘤切除、放疗和激光治疗[38,41]。

5.5.7　预后

视力预后不一。RPE 腺瘤可保持稳定，或扩大呈黑色素瘤样[37]。它们甚至可能对近距离放疗无反应，而必须行眼球摘除术治疗[37,41]。

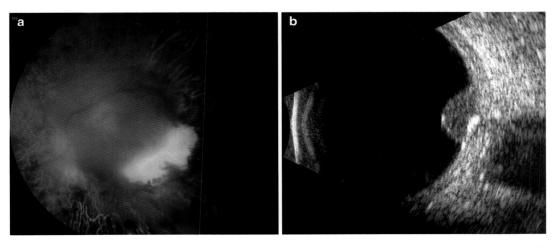

图 5.7　(a)弓形虫视网膜脉络膜炎治愈后的盲眼。结节状近半透明的视网膜下隆起，邻近于治疗后留下的脉络视网膜瘢痕。(b)B 超检查提示为位于 RPE 层的骨化生。

5.6　视网膜和 RPE 联合错构瘤

5.6.1　引言

视网膜和 RPE 联合错构瘤（combined hamartoma of the retina and retinal pigment epithelium，CHR），是一种罕见的累及视网膜和 RPE 的发育性异常，由 Gass 首次命名[42]。

5.6.2　病因及发病机制

错构瘤为组织的良性增殖，正常存在于受累区域。尽管 CHR 和 NF2（2 型神经纤维瘤病）之间存在关联[43]，但前者为常见于神经鞘肿瘤中的疾病，后者为不含有髓神经轴突的组织，两者之间的关系有待进一步阐明。婴儿诊出 CHR，支持 CHR 是一种先天性疾病的假说，但是亦有获得性 CHR 的病例报道。Ticho 等曾报道，1 例 3 岁患者在类感染性脑膜脑炎伴视神经炎后出现了 CHR[44]。

5.6.3　病理学

CHR 病灶通常由不同数量的血管、神经胶质和色素细胞成分构成。

5.6.4　临床特征

5.6.4.1　症状

CHR 常累及视乳头、乳斑束或中心凹，故最常见的症状为无痛性视力下降[45]。引起视力下降的其次原因是黄斑牵拉和视网膜前膜形成[45]。其他症状包括斜视、飞蚊症和白瞳症[45]。

5.6.4.2　体征

CHR 通常单眼发病，位于视盘或眼底其他区域（图 5.8）。肿瘤呈灰黑色，病灶处有特征性视网膜前膜，可引起视网膜牵拉。牵拉可进行性发展，导致视力下降。CHR 不发生恶变。偶见的继发性病变包括 CNV、玻璃体积血、视网膜劈裂和黄斑裂孔形成[46]。

5.6.4.3　并发症

尽管大部分 CHR 病例为孤立性的，但有报道称其和全身性疾病相关。在 Gass 的原创性报道中，其提到其中 1 例患者存在大量的"咖啡"斑[42]，另一报道称在 1 型神经纤维瘤病患者中出现了 CHR[47]。然而，最常见与 CHR 相关的是 NF2[43,48]。亦有 CHR 出现在其他一些综合征中的零星观察报道，如鳃裂-眼-面综合征（branchio-oculo-facial syndrome）[49]、Gorlin 综合征[50]和同侧 Poland 综合征（Poland anomaly）[51]。

5.6.5　诊断性评估

CHR 非常重要，因为其常被误诊为恶性肿瘤，如视网膜母细胞瘤或脉络膜黑色素瘤。曾经有患者因为被疑诊为恶性病变而剜除了眼球。CHR 在间接检眼镜下常能可靠地被诊断出。辅助检查如眼底荧光血管造影等有益于辅助诊断。在眼底荧光血管造影中，病灶因 RPE 色素沉着而表现为遮盖脉络膜荧光。动脉期，血管显著迂曲，并且因异常血管荧光渗漏，晚期强荧光，并进行性增强[45]。OCT 检查显示内层视网膜 CHR 病灶呈高反射，遮蔽了下方的视网膜结构，这可以用于区分轻微隆起的脉络膜黑色素瘤，后者视网膜结构正常[52]。尽管通常呈孤立性病灶，但被诊断为 CHR 的患者需要接受系统检查以排除任何全身关联性疾病，特别是 NF2。

5.6.6　治疗

大部分 CHR 因累及黄斑和盘周区域、引起视网膜牵拉和病变，而导致视力下降。

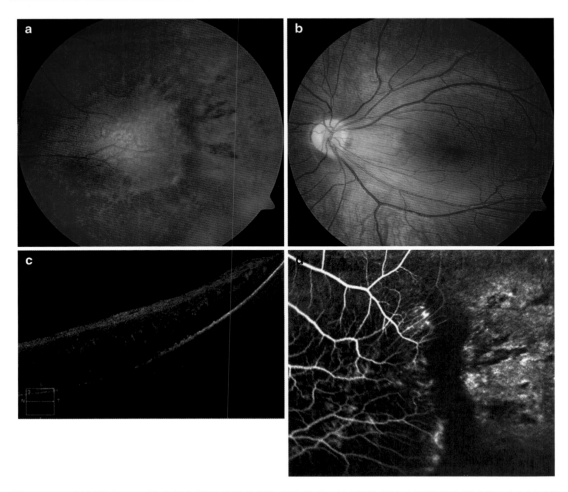

图 5.8　(a)视网膜和 RPE 联合错构瘤通常呈单侧灰黑色病灶。(b)后极部检查见颞侧血管牵拉。(c)OCT 提示 RPE 层正常,视网膜各层组织结构异常,以及显著的视网膜前膜。(d)眼底荧光血管造影检查显示视网膜小血管渗漏,边缘处因色素增殖而呈相应的弱荧光。

CNV 可行激光或黄斑下手术治疗。玻璃体切割和膜剥离已经应用于特定的病例中,并取得一定的视力改善[53]。在前膜紧附于视网膜的病例中,剥离视网膜前膜并不可行,并且玻璃体切割术和膜剥离术在治疗 CHR 视力下降中的作用仍存在争议。

5.6.7　预后

　　在黄斑协会成员发起的含有 60 名病例的调查中,41 例患者具有充足的随诊资料[45]。其中 10 例(24%)患者的视力下降了至少 2

行,4 例(10%)患者在斜视手术或黄斑牵拉玻璃体手术后视力得到了改善[45]。

　　　　　　　　　　（刘光辉 译　刘光辉 校）

参考文献

1. Gass JD. Focal congenital anomalies of the retinal pigment epithelium. Eye. 1989;3(Pt 1):1–18.
2. Jones IS, Reese AB. Benign melanomas of the retinal pigment epithelium. Am J Ophthalmol. 1956;42(2):207–12.
3. Parsons MA, Rennie IG, Rundle PA, et al. Congenital

hypertrophy of retinal pigment epithelium: a clinico-pathological case report. Br J Ophthalmol. 2005; 89(7):920–1.

4. Lloyd 3rd WC, Eagle Jr RC, Shields JA, et al. Congenital hypertrophy of the retinal pigment epithelium. Electron microscopic and morphometric observations. Ophthalmology. 1990;97(8):1052–60.

5. Champion R, Daicker BC. Congenital hypertrophy of the pigment epithelium: light microscopic and ultrastructural findings in young children. Retina. 1989; 9(1):44–8.

6. Schlernitzauer DA, Green WR. Peripheral retinal albinotic spots. Am J Ophthalmol. 1971;72(4):729–32.

7. Buettner H. Congenital hypertrophy of the retinal pigment epithelium. Am J Ophthalmol. 1975;79(2): 177–89.

8. Cleary PE, Gregor Z, Bird AC. Retinal vascular changes in congenital hypertrophy of the retinal pigment epithelium. Br J Ophthalmol. 1976;60(7):499–503.

9. Santos A, Morales L, Hernandez-Quintela E, et al. Congenital hypertrophy of the retinal pigment epithelium associated with familial adenomatous polyposis. Retina. 1994;14(1):6–9.

10. Shields JA, Eagle Jr RC, Shields CL, et al. Malignant transformation of congenital hypertrophy of the retinal pigment epithelium. Ophthalmology. 2009;116(11): 2213–6.

11. Boldrey EE, Schwartz A. Enlargement of congenital hypertrophy of the retinal pigment epithelium. Am J Ophthalmol. 1982;94(1):64–6.

12. Shields CL, Mashayekhi A, Ho T, et al. Solitary congenital hypertrophy of the retinal pigment epithelium: clinical features and frequency of enlargement in 330 patients. Ophthalmology. 2003;110(10):1968–76.

13. Shields JA, Shields CL, Singh AD. Acquired tumors arising from congenital hypertrophy of the retinal pigment epithelium. Arch Ophthalmol. 2000;118(5): 637–41.

14. Shields JA, Shields CL, Eagle Jr RC, Singh AD. Adenocarcinoma arising from congenital hypertrophy of retinal pigment epithelium. Arch Ophthalmol. 2001;119(4):597–602.

15. Trichopoulos N, Augsburger JJ, Schneider S. Adenocarcinoma arising from congenital hypertrophy of the retinal pigment epithelium. Graefes Arch Clin Exp Ophthalmol. 2006;244(1):125–8.

16. Santos A, Humayun M, Traboulsi EI. Congenital abnormalities of the retinal pigment epithelium. In: Traboulsi EI, editor. Genetic diseases of the eye. New York: Oxford Press; 1998.

17. Egerer I. Congenital grouped pigmentation of the retina. Klin Monatsbl Augenheilkd. 1976;168(05): 672–7.

18. Shields JA, Tso MO. Congenital grouped pigmentation of the retina. Histopathologic description and report of a case. Arch Ophthalmol. 1975;93(11):1153.

19. Meyer CH, Rodrigues EB, Mennel S, et al. Grouped congenital hypertrophy of the retinal pigment epithelium follows developmental patterns of pigmentary mosaicism. Ophthalmology. 2005;112(5):841–7.

20. Shields JA, Shields CL, Shah PG, et al. Lack of association among typical congenital hypertrophy of the retinal pigment epithelium, adenomatous polyposis, and Gardner syndrome. Ophthalmology. 1992; 99(11):1709–13.

21. Siddiqui AM, Everman DB, Rogers RC, et al. Microcephaly and congenital grouped pigmentation of the retinal pigment epithelium associated with submicroscopic deletions of 13q33.3-q34 and 11p15.4. Ophthalmic Genet. 2009;30(3):136–41.

22. Traboulsi EI, Murphy SF, de la Cruz ZC, et al. A clinicopathologic study of the eyes in familial adenomatous polyposis with extracolonic manifestations (Gardner's syndrome). Am J Ophthalmol. 1990; 110(5):550–61.

23. Traboulsi EI, Krush AJ, Gardner EJ, et al. Prevalence and importance of pigmented ocular fundus lesions in Gardner's syndrome. N Engl J Med. 1987;316(11): 661–7.

24. Kinzler KW, Nilbert MC, Su LK, et al. Identification of FAP locus genes from chromosome 5q21. Science. 1991;253(5020):661–5.

25. Nieuwenhuis MH, Vasen HF. Correlations between mutation site in APC and phenotype of familial adenomatous polyposis (FAP): a review of the literature. Crit Rev Oncol Hematol. 2007;61(2):153–61.

26. Aiello LP, Traboulsi EI. Pigmented fundus lesions in a preterm infant with familial adenomatous polyposis. Arch Ophthalmol. 1993;111(3):302–3.

27. Gardner EJ. A genetic and clinical study of intestinal polyposis, a predisposing factor for carcinoma of the colon and rectum. Am J Hum Genet. 1951;3(2):167–76.

28. Whitson WE, Orcutt JC, Walkinshaw MD. Orbital osteoma in Gardner's syndrome. Am J Ophthalmol. 1986;101(2):236–41.

29. Giardiello FM, Offerhaus GJ, Traboulsi EI, et al. Value of combined phenotypic markers in identifying inheritance of familial adenomatous polyposis. Gut. 1991;32(10):1170–4.

30. Li FP, Thurber WA, Seddon J, Holmes GE. Hepatoblastoma in families with polyposis coli. JAMA. 1987;257(18):2475–7.

31. Traboulsi EI, Maumenee IH, Krush AJ, et al. Congenital hypertrophy of the retinal pigment epithelium predicts colorectal polyposis in Gardner's syndrome. Arch Ophthalmol. 1990;108(4):525–6.

32. Newton KF, Mallinson EK, Bowen J, et al. Genotype-phenotype correlation in colorectal polyposis. Clin Genet. 2012;81(6):521–31.

33. Koot RW, Hulsebos TJ, van Overbeeke JJ. Polyposis coli, craniofacial exostosis and astrocytoma: the concomitant occurrence of the Gardner's and Turcot syndromes. Surg Neurol. 1996;45(3):213–8.

34. Sheriff SM, Hegab S. A syndrome of multiple fundal anomalies in siblings with microcephaly without mental retardation. Ophthalmic Surg. 1988;19(5):353–5.

35. Laqua H. Tumors and tumor-like lesions of the retinal pigment epithelium. Ophthalmologica. 1981;183(1): 34–8.

36. Shields CL, Shields JA, Marr BP, et al. Congenital

simple hamartoma of the retinal pigment epithelium: a study of five cases. Ophthalmology. 2003;110(5):1005–11.

37. Shields JA, Melki T, Shields CL, et al. Epipapillary adenoma of retinal pigment epithelium. Retina. 2001;21(1):76–8.

38. Shields JA, Shields CL, Gunduz K, Eagle Jr RC. Neoplasms of the retinal pigment epithelium: the 1998 Albert Ruedemann, Sr, memorial lecture, Part 2. Arch Ophthalmol. 1999;117(5):601–8.

39. Heegaard S, Larsen JN, Fledelius HC, Prause JU. Neoplasia versus hyperplasia of the retinal pigment epithelium. A comparison of two cases. Acta Ophthalmol Scand. 2001;79(6):626–33.

40. Jampel HD, Schachat AP, Conway B, et al. Retinal pigment epithelial hyperplasia assuming tumor-like proportions. Report of two cases. Retina. 1986;6(2):105–12.

41. Finger PT, McCormick SA, Davidian M, Walsh JB. Adenocarcinoma of the retinal pigment epithelium: a diagnostic and therapeutic challenge. Graefe's archive for clinical and experimental ophthalmology. Albrecht Von Graefes Arch Klin Exp Ophthalmol. 1996;234 Suppl 1:S22–7.

42. Gass JD. An unusual hamartoma of the pigment epithelium and retina simulating choroidal melanoma and retinoblastoma. Trans Am Ophthalmol Soc. 1973;71:171–83; discussions 84-5.

43. Cotlier E. Cafe-au-lait spots of the fundus in neurofibromatosis. Arch Ophthalmol. 1977;95(11):1990–2.

44. Ticho BH, Egel RT, Jampol LM. Acquired combined hamartoma of the retina and pigment epithelium following parainfectious meningoencephalitis with optic neuritis. J Pediatr Ophthalmol Strabismus. 1998;35(2):116–8.

45. Schachat AP, Shields JA, Fine SL, et al. Combined hamartomas of the retina and retinal pigment epithelium. Ophthalmology. 1984;91(12):1609–15.

46. Schachat AP, Glaser BM. Retinal hamartoma, acquired retinoschisis, and retinal hole. Am J Ophthalmol. 1985;99(5):604–5.

47. Tsai P, O'Brien JM. Combined hamartoma of the retina and retinal pigment epithelium as the presenting sign of neurofibromatosis-1. Ophthalmic Surg Lasers. 2000;31(2):145–7.

48. Landau K, Dossetor FM, Hoyt WF, Muci-Mendoza R. Retinal hamartoma in neurofibromatosis 2. Arch Ophthalmol. 1990;108(3):328–9.

49. Demirci H, Shields CL, Shields JA. New ophthalmic manifestations of branchio-oculo-facial syndrome. Am J Ophthalmol. 2005;139(2):362–4.

50. De Potter P, Stanescu D, Caspers-Velu L, Hofmans A. Photo essay: combined hamartoma of the retina and retinal pigment epithelium in Gorlin syndrome. Arch Ophthalmol. 2000;118(7):1004–5.

51. Stupp T, Pavlidis M, Bochner T, Thanos S. Poland anomaly associated with ipsilateral combined hamartoma of retina and retinal pigment epithelium. Eye. 2004;18(5):550–2.

52. Ting TD, McCuen 2nd BW, Fekrat S. Combined hamartoma of the retina and retinal pigment epithelium: optical coherence tomography. Retina. 2002;22(1):98–101.

53. Stallman JB. Visual improvement after pars plana vitrectomy and membrane peeling for vitreoretinal traction associated with combined hamartoma of the retina and retinal pigment epithelium. Retina. 2002;22(1):101–4.

54. Turell ME, Leonardy NJ, Singh AD. A unique presentation of grouped congenital hypertrophy of the retinal pigment epithelium. Ophthalmic Genet. 2011;32(3):162–4.

第 **6** 章

睫状体上皮肿瘤

Javier Elizalde，María de la Paz，Rafael I. Barraquer

6.1 引言

　　从睫状体上皮产生的肿瘤非常罕见。因其发病率极低，这种肿瘤常被误认为其他较多见的虹膜睫状体肿瘤，如黑色素瘤或葡萄膜转移瘤。这种罕见的肿瘤位于虹膜之后，在良性和恶性肿瘤之间非常难以区分，肿瘤组织学呈现显著的细胞多态性，可能既有先天性的又有获得性的肿瘤，因而诊断困难[1]。

6.2 解剖

　　在组织学上，睫状体的平坦部和冠部被两层上皮细胞覆盖。外层的上皮细胞是色素上皮细胞，它向前延续于瞳孔括约肌和扩大肌，向后延续于视网膜色素上皮。内层，与玻璃体腔毗邻，是无色素上皮细胞，是位于睫状冠表面的立方状或矮柱状细胞层，并向后延续于视网膜感觉层。无色素上皮细胞负责分泌房水，还可能产生玻璃体凝胶中的透明质酸。

6.3 分类

　　根据齐默尔曼的组织学分类，睫状体上皮肿瘤可分为先天性和获得性(表 6.1)[1]。

6.4 先天性睫状体上皮肿瘤

　　先天性睫状体上皮肿瘤在其分化为各种成熟的派生细胞前，来源于原始的髓上皮细胞。因此，肿瘤在临床上趋向发病于年幼儿童，并在组织学上有胚胎样外观。

6.4.1　神经胶质瘤

神经胶质瘤可能是这组肿瘤中最为罕见的，文献中仅有几例病例报道[2-5]。目前认为，它是一种从原始视杯的前缘发展而来的迷芽瘤样畸变，没有明显的肿瘤的潜质。

6.4.1.1 临床特征

神经胶质瘤表现为单侧的、缓慢生长的白色或肉色的肿块，位于前房角的下方，常伴有角巩膜缘受累。肿瘤可附着于角膜内皮，引起瞳孔、晶状体占位或诱发白内障[2,4,5]。有时可伴有睫状体先天性缺损。眼压可能升高[2,5]。尽管曾报道有一名 21 岁女性患者被诊断为此病，但通常认为神经胶质瘤在出生时或出生不久即存在[2]。

6.4.1.2 病理学

神经胶质瘤可浸润虹膜基质和睫状体，可侵及脉络膜和周边视网膜，甚至延伸到巩膜外组织[2,4,5]。光学显微镜显示分化良好的类似于脑的神经组织，在肿瘤基质中有嗜酸性纤维细胞物质、轴突结构和神经胶质细胞[4]。

6.4.1.3 治疗

因为眼内神经胶质瘤非常罕见，所以没有明确的治疗。大部分报道的病例都摘除了受累眼。偶有行虹膜睫状体切除术以摘除神经胶质瘤[2]。对特定的病例做活体组织检查以建立诊断似乎也是合理的。

6.4.2　髓质上皮瘤

眼内髓质上皮瘤是一种多发生于睫状体的非遗传性胚胎性肿瘤。因此，它包含单纯的神经上皮结构（非畸胎瘤样髓质上皮瘤或视网膜胚胎瘤），或更常见的髓质上皮细胞的衍生物，特别是软骨、骨骼肌和脑组织（畸胎瘤样髓质上皮瘤或神经畸胎瘤）[6,7]。

6.4.2.1 临床特征

髓质上皮瘤是一种典型的儿童期肿瘤，临床症状多在 10 岁以内显现，尽管一些病例在相当一段时间内无症状，但后来在成年期显现[8,9]。髓质上皮瘤最相关的临床症状和体征是视力低下、疼痛、白瞳症和出现在瞳孔区后的眼内肿物（框6.1）。肿瘤是从睫状体区发出的不规则、大小不一的白色或灰色半透明肿物（图 6.1 和图 6.2）。它常有血管化，并与虹膜相接触，很少有色素。一个众所周知的临床特征提示髓质上皮瘤的诊断是肿瘤内囊肿的存在（图 6.3）[6,7,10]。大的囊肿可能从肿物上脱落并浮游在前房或进入玻璃体腔（图 6.4）。虹膜

表 6.1　睫状体上皮肿瘤的组织学分类

先天性	神经胶质瘤		
	髓质上皮瘤	畸胎瘤	良性
			恶性
		非畸胎瘤	良性
			恶性
获得性	假性腺瘤增生	反应性	
		年龄相关性（Fuchs 或冠状腺瘤）	
	腺瘤		
	腺癌		

新生血管化是髓质上皮瘤眼部常见的早期表现[7]。应对有原因不明的虹膜新生血管的儿童进行评估以排除潜在髓质上皮瘤(图 6.5)[11]。

伴有或不伴有半脱位的部分或完全白内障十分常见。早期临床表现之一可能是晶状体上的一个特殊凹痕,在肿瘤所在的象限形成一处"晶状体缺损"[6-8,10-12]。其他体征包括睫状体赘生膜、葡萄膜炎、前房积血、视网膜脱离、玻璃体积血、视神经浸润和肿瘤眼外蔓延[7]。

6.4.2.2 髓质上皮瘤的诊断特征(框 6.1)

框 6.1
- 10 岁以内显现。
- 应与不同诊断的白瞳症相鉴别。
- 从睫状体长出的白色或灰色半透明肿物。
- 肿瘤内、前房角或玻璃体腔内囊肿的存在。
- 虹膜新生血管、晶状体缺损、部分或完全白内障。

- 其他表现包括睫状体赘生膜、葡萄膜炎、前房积血、视网膜脱离和玻璃体积血。

6.4.2.3 病理学

根据齐默尔曼的分类,髓质上皮瘤可分为非畸胎瘤型和畸胎瘤型。两种类型都可能有良性或恶性细胞学特征[11,6,13]。非畸胎瘤型髓质上皮瘤包含多层条索状低分化的神经上皮细胞,组织学上类似于胚胎视网膜和睫状体上皮。与非畸胎瘤型髓质上皮瘤不同的是,畸胎瘤型髓质上皮瘤呈现出不同程度的发育异常(透明软骨,横纹肌母细胞,未分化的间充质细胞类似胚胎性肉瘤,神经胶质组织类似于脑和室管膜结构)[6-8,10]。

大多数眼内髓质上皮瘤不表现为远处转移,但是会表现为不同程度的局部浸润,很难区分它们是良性还是恶性。由布劳顿和齐默尔曼定义的恶性肿瘤的组织病理学标准是,病变区有低分化的神经母细胞,多形性或有丝分裂活性更大, 肉瘤区类似于软骨肉瘤、横纹肌肉瘤或胚胎性肉瘤,以及

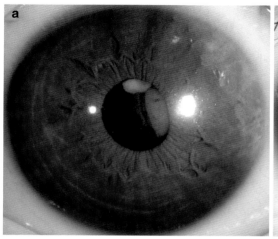
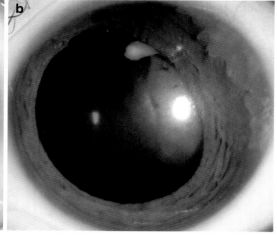

图 6.1　(a)睫状体髓质上皮瘤。虹膜后可见半透明肿物,并通过虹膜根部侵入前房角。可见一处致密的前极性白内障。(b)同一眼散大瞳孔后。

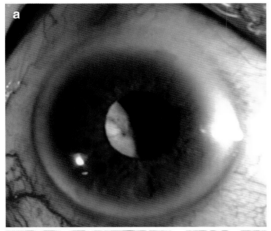

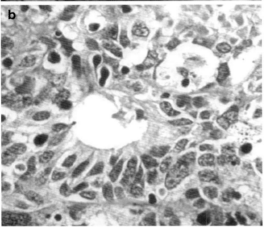

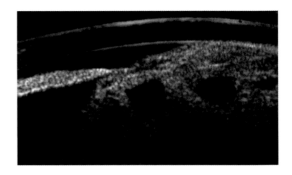

图 6.3　超声生物显微镜显示髓质上皮瘤的肿瘤内囊肿。(Reproduced with permission from Turell et al.[33])

图 6.2　(a)一名 67 岁女性的裂隙灯照片可见一个大的、淡黄白色、蓬松的睫状体肿物,范围从 5~11 点位。(b)在颞侧象限可见扩张的巩膜上静脉。角膜内皮和前房角可见散在粉末样白色物质。石蜡包埋切片显微镜检查显示肿瘤由大量不规则位于睫状体和虹膜基质的多形性细胞组成。没有骨骼肌或软骨等异种成分。肿瘤细胞像神经管形状一样排列为有中央内腔的管状和花环状(HE,×400)。(Reproduced with permission from Ali et al.[9])

葡萄膜、角膜或巩膜浸润,伴或不伴眼外浸润[6]。

6.4.2.4 治疗

　　因为大部分这种肿瘤在细胞学上是恶性的,尽管术中邻近玻璃体的浸润和细微的

成片的增殖可能并不明显,行患眼摘除手术通常是可取的。对于一些小肿瘤(<3 点位),可谨慎选择局部虹膜睫状体切除术作为初始治疗方案,尽管局部复发很常见。对于局限性肿瘤,近距离放射疗法可能是一个较好的治疗方法,对于复发肿瘤病例要求再次治疗[14,15]。

6.4.2.5 胸膜肺母细胞瘤

　　国际胸膜肺母细胞瘤登记处近期报道了一个胸膜肺母细胞瘤(pleuropulmonary blastoma, PPB)相关的病例(图 6.6)[16]。PPB 是一种非常罕见的胚胎性肿瘤(类似视网膜母细胞瘤、神经母细胞瘤、肾母细胞瘤),从原始胸膜肺母细胞组织生发,表现为幼儿的肺和胸膜肿瘤。PPB 可能是家族性癌综合征的一部分,因为染色体 14q31 DICER 1 突变[16]。家族性综合征的其他特征包括肺囊肿、神经母细胞瘤、囊性肾瘤、肾母细胞瘤和横纹肌肉瘤。有 PPB 病史的儿童被认为应该存在髓质上皮瘤,反之亦然[16,17]。

6.5　获得性睫状体上皮肿瘤

　　与来源于未分化的髓质上皮细胞的先天性肿瘤不同,获得性肿瘤来源于已完全

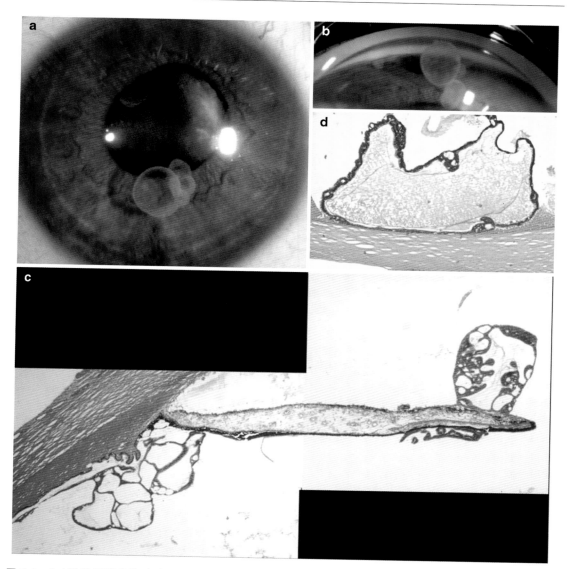

图 6.4　(a)继发于睫状体髓质上皮瘤的前房囊肿。(b)位于前房角的多发性囊肿漂浮通过瞳孔(前房角镜照片)。(c)病理组织合成照片显示一个囊肿粘连于虹膜的前部边缘,另一个位于虹膜后,一些囊肿邻近睫状体(苏木精–伊红染色×75)。(d)光学显微镜照片显示角膜内皮后表面有一个不规则囊肿(苏木精–伊红染色×35)。

分化的睫状体上皮细胞,并且常发生于老年患者。它可能以反应性增生(假性腺瘤增生)或肿瘤性增生(腺瘤或腺癌)的形式出现。

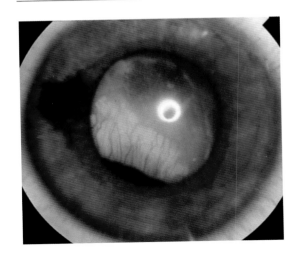

图 6.5   一名 38 个月大的女孩,有白瞳症病程 2 个月。检查发现晶状体缺损和晶状体后的血管化膜(睫状体膜)。睫状体区 6~8 点钟方位可见一色素性肿物。在 PLSU 治疗后肿瘤复发需要眼球摘除。组织病理学诊断为恶性畸胎瘤型髓质上皮瘤。(Reproduced with permission from Singh et al.[11])

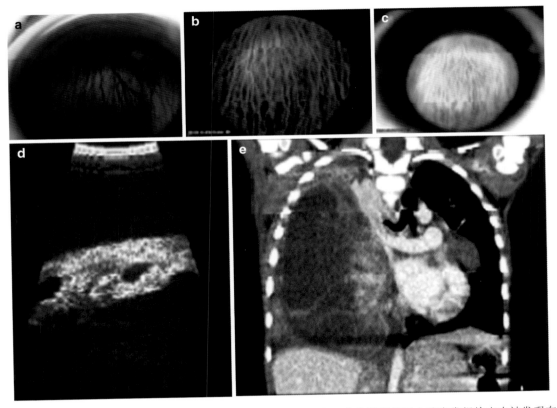

图 6.6   与胸膜肺母细胞瘤相关的睫状体髓质上皮瘤。(a)一名 7 岁非洲裔美国女孩在常规检查中被发现右眼视力下降。右眼视力为手动,左眼视力 1.0。双眼眼压均为 17mmHg。右眼裂隙灯检查可见眼前节正常,但晶状体后可见一不透明的血管性睫状体膜,导致玻璃体和视网膜不可见。(b,c)血管似乎来源于上方。眼底荧光血管造影显示循环变快,晚期睫状体膜染色。(d)B 超检查显示 12:30 点位有一个高回声的睫状体病变,其内回声不规则,高 2.4mm,基底直径 8.4mm 和 6.6mm。(e)患者在出现视觉症状前 4 年被诊断为胸膜肺母细胞瘤。她接受了外科手术切除肺部肿块、放疗和化疗,并处于缓解期。(Reproduced with permission from Laird et al.[17])

6.5.1　假性腺瘤增生 (反应性增生)

6.5.1.1 年龄相关性增生 (Fuchs 或冠状腺瘤)

Fuchs 腺瘤表现为获得性缺损，可能与年龄有关，患者年龄越大发病率逐渐递增，且少有临床表现[18]。在手术摘除或尸检的眼睛中常可发现一个白色不透明的肿物局限于一个睫状突。组织学上，它是由无色素睫状体上皮细胞形成的不规则的细胞条索组成。有时，肿瘤可侵及前房角，并伪装成一个虹膜肿瘤[18,19]。

6.5.1.2 反应性增生

无色素睫状体上皮细胞有助于睫状体膜的发展，其由无色素睫状体上皮细胞、结缔组织和血管的良性细胞增生构成。它的临床特征是晶状体后致密的纤维血管组织，通常由一侧的睫状冠延伸至另一侧的睫状冠。它通常无明显的肿瘤形态，而表现为增厚的膜状物[20]。睫状体上皮细胞的反应性增生常在外伤或组织结构紊乱的眼球的组织病理标本上可见，可能导致假性肿瘤表现[20]。

6.5.2　睫状体上皮腺瘤和腺癌

色素或无色素睫状体上皮细胞的获得性肿瘤相对罕见。它们可能是良性的 (腺瘤) 或恶性的 (腺癌)，临床上区分两者往往是不可能的。类似的肿瘤可来源于虹膜的色素上皮细胞[21]和视网膜色素上皮细胞[22]。

6.5.2.1 临床特征

腺瘤和腺癌均表现为一个实性的睫状体肿物，可呈现各种特征，并且与睫状体黑色素瘤类似。来源于睫状体色素上皮细胞的肿瘤通常色素较深[23,24]，来源于无色素睫状体上皮细胞的肿瘤是无色素的[25]。临床表现可无症状，或有无痛性视力下降表现。睫状体腺瘤和腺癌形状不规则，有时表面呈分叶状[23-25]。葡萄膜黑色素瘤往往色素更多，有光滑的表面呈现为蘑菇样的生长模式。有些病例可能出现前房细胞和覆盖于表层巩膜的哨兵血管，不过这一发现在葡萄膜黑色素瘤中更有特征性和诊断意义。腺瘤患者较黑色素瘤患者更常出现玻璃体内色素播散[26]。由于非色素睫状体上皮细胞性腺瘤产生过多的血管内皮生长因子，因而可能与虹膜或视盘新生血管化有关[27]。较少见到因肿瘤压迫而产生的瞳孔异常和继发性白内障，以及继发性晶状体半脱位的发生。尽管目前并无大量的系列报道，大部分来源于睫状体上皮细胞的获得性肿瘤表现为相对良性的过程。肿瘤可能缓慢生长，破坏眼的结构，但几乎不发生转移或导致死亡。睫状体腺瘤和黑色素瘤的鉴别请见表 6.2。

6.5.2.2 病理学

这些肿瘤由色素或无色素立方形或柱状细胞组成，通常排列成条索状或管状 (图 6.7)。腺癌侵袭性更强，表现为更多的恶性特征，如细胞增殖和腺泡特征丧失[28-30]。波形蛋白阳性的肿瘤细胞被证实是无色素睫状体上皮细胞来源[31,32]。一些病例中可见到针对不同细胞角化蛋白标记抗体的免疫阳性反应，但是这种模式往往变异性高。针对 HBM-45 的免疫反应阳性是典型的黑色素瘤，阴性则是这种肿瘤[31]。

6.5.2.3 治疗

如果病变小、无症状、无扩大，单纯的定期观察是首选的治疗。由于无色素睫状体上皮细胞性腺瘤是一种生长缓慢的肿瘤，具有

表 6.2　睫状体腺瘤(腺癌)和黑色素瘤的鉴别特征

特征		腺瘤	黑色素瘤
临床表现	形状	不规则,分叶状	光滑圆顶,蘑菇状
	颜色	有色素或无色素	有色素或无色素
	哨兵血管	常见	不常见
	前房炎症	常见	不常见
	玻璃体色素播散	常见	不常见
	囊肿/空腔	常见	不常见
	生长	缓慢	迅速
组织病理学	来源	上皮	间质
	组成	立方形或柱状细胞	纺锤样或上皮样细胞
	模式	排列呈条索状或管状	无定型
	波形蛋白	阳性	阴性
	HMB-45	阴性	阳性
行为	肿瘤形成	通常是良性,也可是恶性	总是恶性
	转移	决不	常见

良性的细胞学特征,并且常表现为视力良好,因此建议通过虹膜睫状体切除术行局部切除治疗。这种方案也用于明确组织学诊断。在晶状体混浊的病例中,该方案可联合小切口白内障摘除手术。如果活检标本提示为恶性,应考虑行局部切除或眼球摘除手术。

6.6　总结

来源于睫状体上皮的肿瘤非常罕见。髓质上皮瘤是典型的儿童期疾病,10 岁以内表现出明显的临床症状。在白瞳症的鉴别诊断中应当考虑髓质上皮瘤,尤其是见到来源于睫状体的灰色半透明状肿块,并伴有囊肿、虹膜新生血管、晶状体缺损或白内障。有 PPB 病史的儿童应考虑髓质上皮瘤,反之亦然。

色素或无色素睫状体上皮细胞的获得性肿瘤可能是良性(腺瘤)或恶性(腺癌),临床鉴别两者十分困难。腺瘤和腺癌均可表现为类似睫状体黑色素瘤的实性的睫状体肿物。这些肿瘤可缓慢生长并破坏眼球结构,但几乎不发生转移或导致死亡。如果临床疑似本病,这些肿瘤最好通过虹膜睫状体切除术行局部切除。

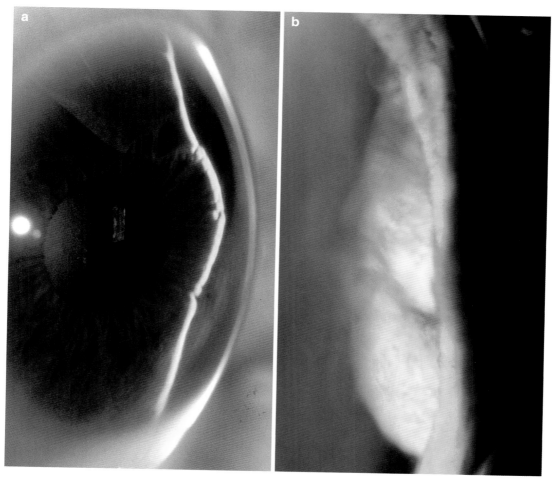

图 6.7　无色素睫状体上皮细胞性腺瘤。(a)裂隙灯照片显示虹膜向前移位。(b)一个大部分无色素的结节性肿块位于虹膜后。(待续)

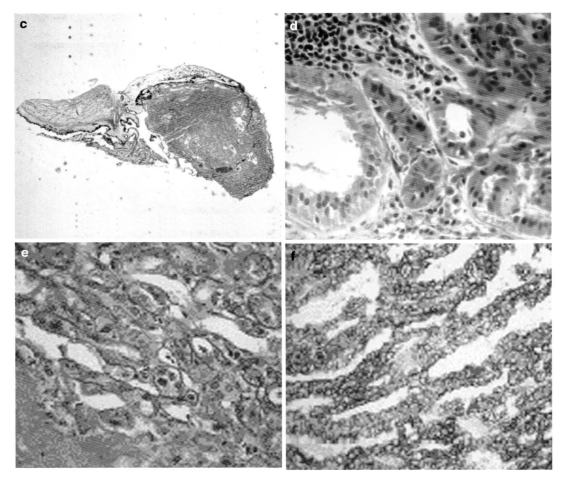

图 6.7(续)　(c)组织病理学宏观照片显示出无色素上皮细胞性肿瘤从睫状体前方延伸至虹膜后表面,肿瘤位于睫状体和虹膜根部(HE 染色×35)。(d)肿瘤的显微结构由立方形和柱状细胞组成,有丰富的嗜酸性胞浆,核染色深。肿瘤细胞排列为管状、乳头状和实性(HE 染色×75)。(e)排列为管状或腺体状的肿瘤细胞,被较厚的基底膜样组织包围(染色,过碘酸希夫染色;放大,×300)。(f)肿瘤细胞对 CAM5.2.反应阳性。免疫过氧化物酶染色(染色,抗生物素蛋白生物素复合物技术;放大,×300)。(e,f Reproduced with permission from Laver et al.[32])

(王慧娟 译　郑永征 校)

参考文献

1. Zimmerman LE. The remarkable polymorphism of tumours of the ciliary epithelium. Trans Aust Coll Ophthalmol. 1970;2:114–25.

2. Addison DJ, Font RL. Glioneuroma of iris and ciliary body. Arch Ophthalmol. 1984;102(3):419–21.

3. Kivela T, Kauniskangas L, Miettinen P, Tarkkanen A. Glioneuroma associated with colobomatous dysplasia of the anterior uvea and retina. A case simulating medulloepithelioma. Ophthalmology. 1989;96(12): 1799–808.

4. Manz HJ, Rosen DA, Macklin RD, Willis WE. Neuroectodermal tumor of anterior lip of the optic cup. Glioneuroma transitional to teratoid medulloepithelioma. Arch Ophthalmol. 1973;89(5):382–6.

5. Spencer WH, Jesberg DO. Glioneuroma (choristomatous malformation of the optic cup margin). A report of two cases. Arch Ophthalmol. 1973;89(5):387–91.

6. Broughton WL, Zimmerman LE. A clinicopathologic study of 56 cases of intraocular medulloepitheliomas. Am J Ophthalmol. 1978;85(3):407–18.

7. Shields JA, Eagle Jr RC, Shields CL, Potter PD.

Congenital neoplasms of the nonpigmented ciliary epithelium (medulloepithelioma). Ophthalmology. 1996;103(12):1998–2006.

8. Carrillo R, Streeten BW. Malignant teratoid medulloepithelioma in an adult. Arch Ophthalmol. 1979;97(4):695–9.

9. Ali MJ, Honavar SG, Vemuganti GK. Cilary body medulloepithelioma in an adult. Surv Ophthalmol. 2013;58(3):266–72.

10. Green WR. Neuroepithelial tumors of the ciliary body. In: Spencer WH, editor. Ophthalmic pathology: an atlas and textbook. Philadelphia: Saunders; 1985.

11. Singh A, Singh AD, Shields CL, Shields JA. Iris neovascularization in children as a manifestation of underlying medulloepithelioma. J Pediatr Ophthalmol Strabismus. 2001;38(4):224–8.

12. Brownstein S, Barsoum-Homsy M, Conway VH, et al. Nonteratoid medulloepithelioma of the ciliary body. Ophthalmology. 1984;91(9):1118–22.

13. Zimmerman LE. Verhoeff's "terato-neuroma". A critical reappraisal in light of new observations and current concepts of embryonic tumors. The Fourth Frederick H. Verhoeff Lecture. Am J Ophthalmol. 1971;72(6):1039–57.

14. Balmer A, Munier F, Uffer S, et al. Medulloepithelioma: presentation of 3 cases. Klin Monatsbl Augenheilkd. 1996;208(5):377–80.

15. Lumbroso L, Desjardins L, Coue O, et al. Presumed bilateral medulloepithelioma. Arch Ophthalmol. 2001;119(3):449–50.

16. Priest JR, Williams GM, Manera R, et al. Ciliary body medulloepithelioma: four cases associated with pleuropulmonary blastoma–a report from the International Pleuropulmonary Blastoma Registry. Br J Ophthalmol. 2011;95(7):1001–5.

17. Laird PW, Grossniklaus HD, Hubband GB. Ciliary body medulloepithelioma associated with pleuropulmonary blastoma. Br J Ophthalmol. 2013; 97:1079.

18. Bateman JB, Foos RY. Coronal adenomas. Arch Ophthalmol. 1979;97(12):2379–84.

19. Zaidman GW, Johnson BL, Salamon SM, Mondino BJ. Fuchs' adenoma affecting the peripheral iris. Arch Ophthalmol. 1983;101(5):771–3.

20. Zografos L. Tumeurs et pseudotumeurs de l'épithelium pigmenté et non pigmenté. In: Zografos L, editor.

Tumeurs intraoculaires. Paris: Societé Française d'Ophtalmologie et Masson; 2002.

21. Singh AD, Rundle PA, Longstaff S, et al. Iris pigment epithelial adenoma: resection and repair. Eye 2006;20: 385–6.

22. Shields JA, Melki T, Shields CL, et al. Epipapillary adenoma of retinal pigment epithelium. Retina. 2001; 21(1):76–8.

23. Rennie IG, Faulkner MK, Parsons MA. Adenoma of the pigmented ciliary epithelium. Br J Ophthalmol. 1994;78(6):484–5.

24. Shields JA, Shields CL, Gunduz K, Eagle Jr RC. Adenoma of the ciliary body pigment epithelium: the 1998 Albert Ruedemann, Sr, memorial lecture, Part 1. Arch Ophthalmol. 1999;117(5):592–7.

25. Shields JA, Eagle Jr RC, Shields CL. Adenoma of nonpigmented ciliary epithelium with smooth muscle differentiation. Arch Ophthalmol. 1999;117(1):117–9.

26. Dinakaran S, Rundle PA, Parsons MA, Rennie IG. Adenoma of ciliary pigment epithelium: a case series. Br J Ophthalmol. 2003;87(4):504–5.

27. Suzuki J, Goto H, Usui M. Adenoma arising from nonpigmented ciliary epithelium concomitant with neovascularization of the optic disk and cystoid macular edema. Am J Ophthalmol. 2005;139(1):188–90.

28. Dryja TP, Albert DM, Horns D. Adenocarcinoma arising from the epithelium of the ciliary body. Ophthalmology. 1981;88(12):1290–2.

29. Grossniklaus HE, Zimmerman LE, Kachmer ML. Pleomorphic adenocarcinoma of the ciliary body. Immunohistochemical and electron microscopic features. Ophthalmology. 1990;97(6):763–8.

30. Shields JA, Eagle Jr RC, Shields CL, De Potter P. Acquired neoplasms of the nonpigmented ciliary epithelium (adenoma and adenocarcinoma). Ophthalmology. 1996;103(12):2007–16.

31. Loeffler KU, Seifert P, Spitznas M. Adenoma of the pigmented ciliary epithelium: ultrastructural and immunohistochemical findings. Hum Pathol. 2000;31(7):882–7.

32. Laver NM, Hidayat AA, Croxatto JO. Pleomorphic adenocarcinomas of the ciliary epithelium. Immunohistochemical and ultrastructural features of 12 cases. Ophthalmology. 1999;106(1):103–10.

33. Turell ME, Hayden BC, Schoenfield LR, Singh AD. Intraocular tumors. In: Singh AD, Hayden BD editors. Ophthalmic ultrasonography. Edinburgh Elsevier; 2012. p. 111–31.

第 7 章

原发性中枢神经系统和视网膜淋巴瘤

Manmeet S. Ahluwalia，Saurabh Dahiya，Mary E. Aronow，David Peereboom，Arun D. Singh

内容提要

7.1　引言

　　原发性中枢神经系统(CNS)淋巴瘤被认为是淋巴结外的非霍奇金淋巴瘤(NHL)的一个变种,是一种高度恶性的 B 细胞恶性肿瘤,平均生存期为 1~8 年,其取决于如年龄和卡氏评分状态等各种因素[1]。原发性中枢神经系统淋巴瘤(PCNSL)起源于脑实质、脊髓、软脑膜和眼睛[2]。以前使用的描述名称,如"网状细胞肉瘤"和"小神经胶质细胞瘤"已不再适用,因该类名词可能暗示淋巴瘤源自转化的网状细胞或小神经胶质细胞。原发性眼内淋巴瘤(PCNSL-O)是 PCNSL 中主要累及眼部的一个变种。由于玻璃体视网膜表现是其主要特征,故原发性玻璃体视网膜淋巴瘤(PVRL)被作为通用术语。与此相反,其他形式的眼淋巴瘤主要累及眼附属器或葡萄膜。这种区别很重要,因为对于葡萄膜和眼附属器淋巴瘤而言,其临床表现类似于身体其他部位发现的淋巴结外边缘区淋巴瘤(EMZL),并且通常是低度恶性、生长缓慢的 B 细胞淋巴瘤[3]。

7.2　发病机制

　　PCNSL 被认为起源于迟发的生发中心或者后生发中心淋巴样细胞。然而,对于这些细胞定位于中枢神经系统的嗜神经细胞现象的机制尚不清楚[4]。由于 CNS 和眼睛缺乏淋巴管和淋巴结，据推测，淋巴瘤细胞从大脑扩散到眼睛或从眼睛扩散到大脑，其过程涉及淋巴瘤细胞侵犯视神经，从大脑和眼睛之间共享的引流静脉播散，或涉及大脑眼睛这两个器官中常规整合素的表达水平[2,4]。

对于免疫功能正常的人群，没有任何已知的危险因素。然而，先天性免疫缺陷和医源性或获得性免疫抑制（艾滋病）是 PCNSL 的危险因素[5,6]。多达 6% 的艾滋病患者发生 PCNSL[7,8]。EB 病毒感染 B 淋巴细胞，在 T 抑制细胞功能缺乏时（由于免疫抑制）可导致不受控制的淋巴细胞增殖。PCNSL 的罕见病例可能继发于人 T 细胞淋巴病毒 1 型（HTLV-1）感染[9]。绝大多数的 PCNSL 是弥漫性大 B 细胞免疫母细胞淋巴瘤[10,11]。与此相反，来源于 T 细胞的 PCNSL 由小淋巴细胞构成[12]。

7.3　临床特征

总体而言，PCNSL 占所有淋巴瘤的 1%~2% 和所有原发性中枢神经系统肿瘤的 3%~5%[13-15]。在美国，年龄修正的 PCNSL 的发病率约为 4.8/百万人口[13]。直到几十年前，这种肿瘤才在艾滋病患者中被充分认识，是艾滋病晚期并发症的一种表现。随着高效抗反转录病毒疗法的出现，PCNSL 在该人群中的发病率显著下降[16]。然而，在免疫功能正常的患者中发病率不断上升的原因尚不明确，但它仍然是一种罕见的疾病[13]。PVRL 常见于确诊为 PCNSL 的病例，由于病例的缺乏，其确切的发病率仍未知。1999-2002 年，在美国大约有 100 个新发现的 PVRL 病例被报道[17]。在免疫功能正常的人群中，PCNSL 发病的高峰期在 50~70 岁之间，60 岁是诊断时的平均年龄[18,19]。在免疫功能低下的人群中，PVRL

发生在更年轻的人群[20-22]。眼内受累可能先于或同时或在 CNS 之后发生。通常，眼内受累是 PVRL 的特征性表现，在数月至数年内可能有 56%~85% 的患者随后发生 CNS 受累[18,23,24]。相反，大约 25% 的 PCNSL 患者同时伴有眼内受累[10]。

7.3.1　症状

7.3.1.1 眼科

患者可无症状，但是高达 50% 的患者表现为无痛性视物模糊、飞蚊症，或两者兼有[19,25]。高达 80% 的病例双眼受累，而且通常不对称[24]。无症状的患者在确诊为 PCNSL 而进行眼科检查时可能被诊断[24]。由于眼科表现的非特异性，仅依据临床表现很难诊断 PVRL，因此诊断延误很常见。初始表现和组织病理学确诊为 PVRL 之间有长达 2 年的延迟已经被报道[23,25]。

7.3.1.2 中枢神经系统

脑、脊髓和脑膜可单个受累，或多个受累。脊髓单独累及很少见到。人格改变是常见的临床表现，因为额叶是大脑最常受累的区域。癫痫是一种不常见的表现。

7.3.2　体征

7.3.2.1 眼部

PVRL 的眼前段表现呈非特异性，包括 KP、房水细胞、房水闪辉，其提示炎症的存在（图 7.1）[25]。标志性特征是玻璃体细胞（50%）、前房细胞和玻璃体细胞共存（22%）、脉络膜视网膜炎或视网膜色素上皮下浸润（18%）[23]。玻璃体内存在细胞团块是一种常见的表现。可见多灶性或弥漫性脉络膜视网膜浸润，伴有或不伴有玻璃体细胞。多灶性视网膜色素

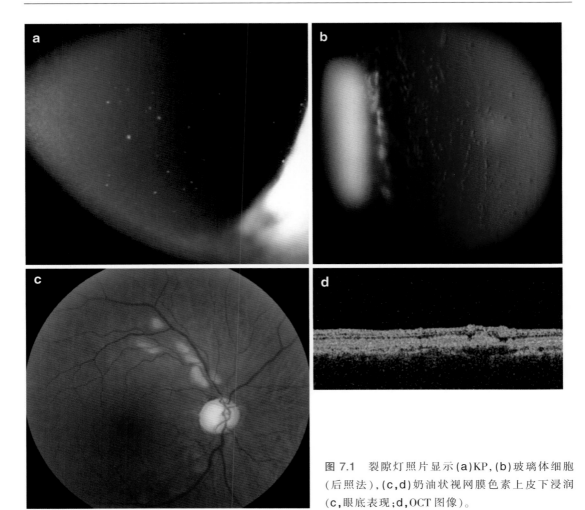

图 7.1　裂隙灯照片显示(a)KP,(b)玻璃体细胞
(后照法),(c,d)奶油状视网膜色素上皮下浸润
(c,眼底表现;d,OCT 图像)。

上皮下浸润被认为是特异性体征(框 7.1)[26]。
罕见的表现包括血管周围炎、视网膜动脉阻
塞、视神经萎缩和渗出性视网膜脱离[18,27-30]。

7.3.2.2 PCNSL-O 的诊断要点(框 7.1)

框 7.1
- 玻璃体内的细胞团块。
- 多灶性或弥漫性脉络膜视网膜浸润,伴有或不伴有玻璃体细胞。
- 多灶性视网膜色素上皮下浸润被认为是特异性体征。

- 罕见的表现包括脉络膜肿块、血管周围炎、视网膜动脉阻塞和渗出性视网膜脱离。
- KP、房水细胞、房水闪辉和黄斑囊样水肿提示炎症。

7.3.2.3 中枢神经系统

　　不同于 PVRL,PCNSL 是一种快速生长的肿瘤;经常在出现症状后的几个月内可确诊。CNS 的病灶往往位于脑室周围,因此可累及脑脊液(CSF)和脑膜。大约

40%的病例存在相关的脑膜受累。脑部病变可为多灶性,特别是在免疫抑制的患者中。

7.4　诊断性评估

　　诊断性评估应该以一个全面的病史为起点,主要集中在眼部症状、认知功能的改变、神经功能缺损和免疫抑制的危险因素。需要包括眼前节和眼后段在内的完整眼科检查来评估疾病程度和偏重性。在 PCNSL 已确诊的情况下,诊断 PVRL 就非常简单。如果临床表现是典型的,眼部组织活检是不必要的。

　　PVRL 和 PCNSL 之间的关系是可变的,眼内受累可先于或同时发生,或在 CNS 表现之后发生。因此,当务之急是所有的 PVRL 病例在初步诊断和此后定期随访中应由肿瘤科医生来全面评估,以排除中枢神经系统受累的可能(图 7.2)。相反,定期眼科检查应该是诊断为 PCNSL 患者的诊断评估和后续处理的一部分。

7.4.1　眼部

　　由于对 PCNSL 缺乏了解,因此 PVRL 的诊断一般基于临床、组织病理学和细胞学特征。对于中年或老年患者的"特发性"单侧或双侧复发性葡萄膜炎,尤其是对类固醇激素没有反应的病例,应考虑活检。现已有几种诊断技术,包括玻璃体活检、视网膜活检和视网膜下活检。肿瘤细胞可以由有经验的细胞学家进行标识,采用一系列技术,如流体细胞学、细胞离心涂片和应用改良的巴氏染色、吉姆萨染色或标准苏木精和伊红染色等方法进行细胞团块染色(图 7.3)。适当和快速处理玻璃体样本是必需的,因为抽吸的细胞量普遍偏低,而且肿瘤细胞容易快速裂解。

　　最常用的是经睫状体平坦部行诊断性

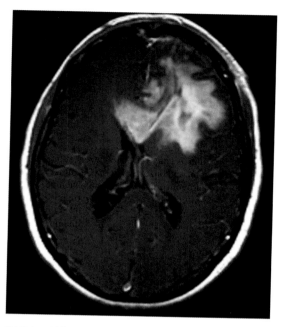

图 7.2　用钆显影的大脑 MRI 扫描 T1 加权像,显示出左额叶一个弥漫性增强的区域。(Reproduced with permission from Singh et al.[5])

23G 玻璃体切割术。建议在玻璃体切割术开始灌注前收集 1~2mL 未稀释的玻璃体样本[5]。紧随收集的第一份样品,打开灌注,采用轻微的玻璃体切割获得第二份稀释的样本[31]。一些中心提交玻璃体切割术的积液盒作为第三个病理样本[32]。活检标本应不添加固定剂并在手术 1 小时之内递送到实验室[33,34]。在明确诊断建立之前,要进行多次玻璃体活检并非罕见。近来,兴起使用 25G 无缝线玻璃体切割术进行诊断,这些技术可以改善患者的舒适度,并缩短手术时间。这种技术已被一些中心成功应用[32]。

　　存在脉络膜视网膜病变时,可能需要进行脉络膜视网膜或视网膜活检[11]。采用标准的经睫状体平坦部的三通道玻璃体切割术,先行核心玻璃体切割以便到达视网膜下浸润病灶。诱导玻璃体后脱离,并彻底切除覆盖活检部位的玻璃体。视网膜切开应足够大

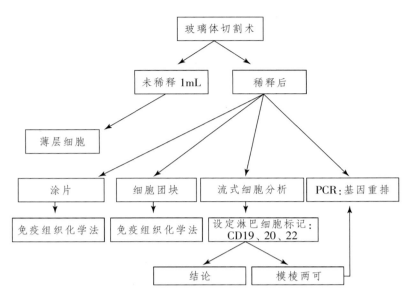

图 7.3 疑似淋巴瘤的玻璃体样本分析方案。初始未稀释玻璃体样本(约 1mL)通过薄层细胞涂片用于液基薄层细胞学检查,因为它保留了细胞细节。将稀释的玻璃体样本分成 4 份,以用于细胞离心涂片、细胞团块和流式细胞分析。如果流式细胞分析的结果模棱两可,则进行基因重排的研究。(Derived from Rishi et al.[33])

以允许建立玻璃体切割头和吸管的入口,轻柔地切割即可获得几个样本[35]。视网膜下吸出物应放置在温和的细胞固定剂中,例如谷氨酸缓冲介导的有机溶剂的保护作用(H.O.P.E.)固定剂或 Cytyc 公司生产的 Cytolyt 固定剂[34]。

约 73% 的 PVRL 病例是弥漫性大 B 细胞淋巴瘤,并具有特征性组织学和细胞学特征[36]。肿瘤细胞比正常淋巴细胞大 2~4 倍,多形性,且只有很少的细胞质[37]。细胞核可以是圆形、椭圆形或固缩,外围并具有明显的核膜,偶尔有指状突起和多个突出,以及偏心位置的核仁(图 7.4)。经常观察到有丝分裂[19]。通过电子显微镜可以识别核内包涵体、胞浆晶体和胞浆、胞质、自噬体延伸出的伪足[38]。

由于可用于评估的细胞数量有限,常常难以得到一个完全基于细胞病理学结果的结论性诊断。辅助组织病理学技术包括测定淋巴细胞免疫表型的免疫组织化学法和流式细胞分析方法,以及研究基因重排的聚合酶链式反应(PCR)。白细胞介素–10和白细胞介素–6 的比率大于 1.0,一直被视为 PVRL 的一个指标[39,40]。然而,测定白细胞介素比的临床效用不明确,因为具有低白细胞介素比的 PVRL 病例也有被报道[41]。基于 PCR 的试验被用来检测 B 淋巴细胞的单克隆增殖、克隆重链免疫球蛋白基因重排、bcl-2 基因易位和 T–细胞基因重排[11,42,43]。

7.4.2 中枢神经系统

用钆显影的颅脑–脊椎磁共振成像(MRI)是首选的诊断方法。颅脑病灶在 T1–MRI 表现为多个等信号的结节,并呈特征性的密度和弥漫性对比度增强(图 7.2)。脑膜强化钆显影提示脑膜受累。许多中心还进行了胸部、腹部和骨盆 CT 扫描,以排除全身受累或中枢神经系统受累的全身起源。脑脊液取样应该在每一个疑似或确诊为 PCNSL 的患者中进行。建议老年患者行睾丸超声检查,因睾丸淋巴瘤时常累及中枢神经系统。

在脑脊液中发现恶性淋巴细胞是 PCNSL 确诊的依据。脑脊液检查显示淋巴细胞增多、蛋白浓度升高和葡萄糖浓度正常或偏低。内脏受累在诊断之初是罕见的,但在疾病终末阶段并不少见。

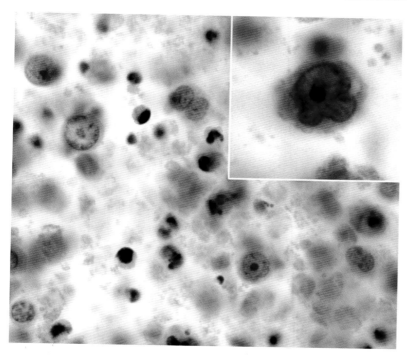

图 7.4 玻璃体切割样本含有大量异型淋巴细胞、坏死性淋巴样细胞和核碎片。插图显示特征性的核膜突起和一个突出的核仁(主图,微孔过滤器,HE 染色,原始放大倍数 Å~250)。(Courtesy of RC Eagle Jr, MD)(Reproduced with permission from Singh et al.[5])

7.5 鉴别诊断

一般来说,慢性后葡萄膜炎的所有病因均应列入鉴别诊断,如梅毒、结节病、肺结核和 Whipple 氏病。梅毒性葡萄膜炎是一种晚期疾病表现,可能之前有过皮肤症状(硬下疳或皮疹)和流感样症状。眼梅毒高度提示中枢神经系统受累,并需要全身治疗。Whipple 氏病是一种由 Tropheryma whipplei 菌感染引起的罕见的多脏器感染性疾病。美国和欧洲大陆的中年白人男性最常受到影响[44,45]。常见的症状有体重减轻、腹泻、多关节痛和腹痛,而肠外表现也可发生,如慢性葡萄膜炎等。明确诊断需依靠玻璃体样本的 PCR 检测。

玻璃体淀粉样变性也可类似 PVRL 的临床表现(图 7.5)。尽管已知可发生眼局部的淀粉样变性,但是玻璃体淀粉样变性这种罕见的病变常可在系统性淀粉样变性中观察到[46]。玻璃体受累似乎与和淀粉样蛋白转甲状腺素蛋白(TTR)基因突变相关的遗传性神经病变有关[47-49]。进行玻璃体活检可确诊。标本中可见纤维状聚集和玫瑰花环样组成的无细胞混合体。用刚果红和甲苯胺蓝染色的样品在偏振光下显示与淀粉样变性一致的异染性[46]。有症状患者的治疗包括完全玻璃体切除联合超声乳化及人工晶状体植入术。

继发于 HTLV-1 感染的成人 T 细胞白血病/淋巴瘤(ATL)引起的视网膜淋巴瘤可以表现为视网膜血管炎、视网膜浸润和视乳头水肿(图 7.6)[50]。视网膜活检及随后进行光学显微镜评估、免疫研究和 PCR 检测克隆的 T 细胞受体基因重排可能是明确诊断所需要的[51,52]。

浸润性脉络膜病变,如转移瘤和无色素性黑色素瘤,也可以类似 PVRL。HIV 感

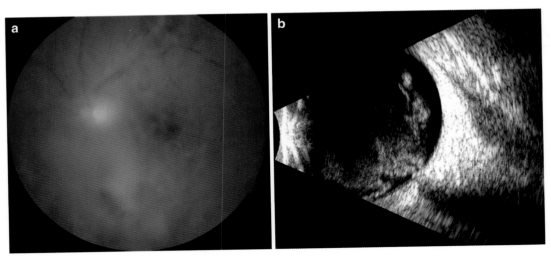

图 7.5　(a)玻璃体淀粉样变性可类似于玻璃体视网膜淋巴瘤的临床表现。(b)玻璃体沉积物是无定形的,主要位于后部玻璃体并覆盖在后极部。

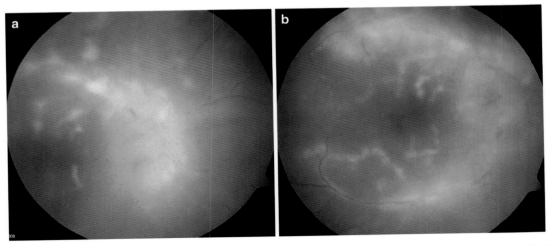

图 7.6　(a)HTLV-1 视网膜炎患者,右眼视盘、周围视网膜和血管周围区域显示炎性浸润。(b)与发病最初的照片相比,玻璃体切割术后 6 周血管周围浸润更为明显。(Reproduced with permission from Agarwal et al.[50])

染者易患机会性感染和 PVRL。因此,在免疫抑制患者中,应将由诺卡菌脉络膜视网膜炎和肺孢子虫脉络膜炎导致的播散脉络膜炎排除在外。当视网膜和玻璃体均受累时,就必须考虑到诸如病毒或真菌性视网膜炎、急性视网膜坏死综合征和弓形虫病。PVRL 的多灶性 RPE 下病变应与单眼亚急性弥漫性视神经视网膜炎、鸟枪弹视网膜脉络膜病变、多灶性脉络膜炎、多发性一过性白点综合征和点状内层脉络膜病变相鉴别。当存在血管周围浸润时,应考虑眼结节病和视网膜血管炎。发生视网膜浸润的非 CNS 源性的全身淋巴瘤患者,很可能并发病毒或真菌性视网膜炎,而不仅仅是眼内淋巴瘤[53]。

7.6　治疗

由于 PCNSL 对糖皮质激素治疗很敏感，因此对于疑似病例暂不予糖皮质激素治疗，直到获得组织学诊断。在过去的 20 年里，PCNSL 的治疗已经得到改进，并存在一个普遍的共识：高剂量甲氨蝶呤治疗方案，联合或不联合全脑放射治疗（WBRT），均比非高剂量甲氨蝶呤治疗方案可产生更好的反应率和效果。我们目前的管理模式如图 7.7 所概述。

7.6.1　眼科治疗

PVRL 的管理应与专长淋巴瘤的肿瘤学专家合作。由于 PVRL 患者最终出现 CNS 受累的比例较高，一些专家建议，PVRL 的治疗

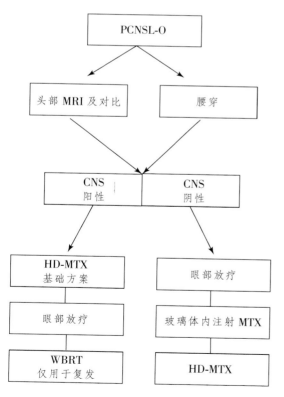

图 7.7　当前 PCNSL-O 患者管理模式的概述。HD-MTX：大剂量甲氨蝶呤；WBRT：全脑放射治疗。

目标是必须根除眼部疾病，并防止之后 CNS 受累。另一些专家倾向于对局限于眼部的疾病进行局部治疗，并密切随访，一旦发生 CNS 疾病则行全身治疗。

7.6.1.1　PVRL 的局部治疗

PVRL 的局部疗法包括眼部放疗和玻璃体腔内化疗。当前还没有试验对这些治疗进行正面的比较。目前，一些专家倾向于玻璃体腔内化疗，而另一些专家则推荐将眼部放疗作为一线治疗。眼部放疗这一传统疗法（35~40Gy/15 次）在大多数情况下可控制眼部病变[54]，但大部分进展为 CNS 疾病（图 7.8）[24]。对于确诊了的 PVRL 患者，双眼放射治疗（因为双眼发病率高）应重点考虑。由于脑部放射治疗可能有显著的副作用，因此不建议在没有证实 CNS 受累的患者中进行预防性应用。

玻璃体内注射甲氨蝶呤作为初始治疗，或用于那些眼部放射治疗后复发的患者，已经在少数患者中取得了令人鼓舞的研究结果（图 7.9；表 7.1）[5]。在一项纳入 16 例患者为期 1 年的研究中，依据标准的诱导–巩固–维持治疗策略，实施了玻璃体内甲氨蝶呤注射（400μg/0.1mL）[55]。在最多 12 次甲氨蝶呤注射后，所有患者均开始表现出病情得到控制，但有 3 例患者复发。平均随访了 18.5 个月（6~35 个月）。并发症包括白内障（73%）、角膜上皮病变（58%）、黄斑病变（42%）和玻璃体积血（8%）。没有患者出现不可逆的视力损失。

近来，Frenkel 和其同事报道了至今为止最大规模的玻璃体腔注射甲氨蝶呤的系列研究。他们研究发现在 26 例 PVRL 患者的 44 眼中，平均注射 6.4±3.4 次（范围：2~16 次）甲氨蝶呤后出现临床缓解[56]。玻璃体内注射利妥昔单抗已被证明可穿透整个视网膜，探索其在 PVRL 中的作用成为了近期研究

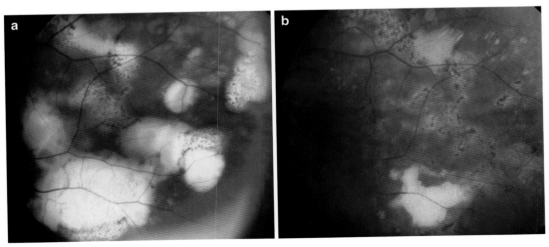

图 7.8　(a)左眼的眼底照片显示多灶性奶油状视网膜色素上皮下沉积。(b)经眼球外放射治疗(45Gy),视网膜下肿瘤消退。(Courtesy of S. Seregard, MD)(Reproduced with permission from Singh et al.[50])

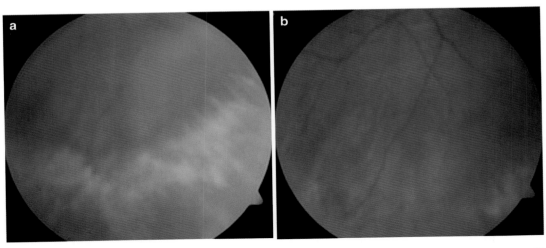

图 7.9　(a)玻璃体内甲氨蝶呤注射治疗前眼底表现和(b)治疗 3 个月后(诱导和巩固阶段)眼底表现。可见玻璃体细胞戏剧性的消退。

热点。小型的研究已经表明仅使用利妥昔单抗玻璃体腔内注射治疗对 PVRL 亦有效。玻璃体内甲氨蝶呤和利妥昔单抗联合应用的疗效已有早期报告,这种联合疗法仍然在进一步研究中[57]。该法引人注意的是因其可减少多次注射甲氨蝶呤的需求,并且有助于降低药物毒性。

7.6.1.2 针对 PVRL 的全身治疗

　　中枢神经系统病变复发是一个重大问题,尤其是在眼部放射治疗或玻璃体腔内化疗等局部治疗后的复发。全身化疗具有同时治疗眼部和微小颅内病变的优势(表 7.1)。大剂量甲氨蝶呤治疗成了 PCNSL 患者治疗

表 7.1　眼内淋巴瘤的化疗方案(PCNSL-O)

作者	年份	例/眼	治疗方法		药物	反应(%)	副作用(%)
			治疗指征	方法			
Fishburne	1997	47 眼	复发	玻璃体腔注射联合 BBB	MTX,400μg	100	视力下降 15
Sandor	1998	14 例		静脉注射和鞘内注射	MTX,长春新碱,塞替派,阿糖胞苷	79	复发 71 神经毒性 14
Soussain	2001	22 例	难治性/复发	静脉注射	多药联合化疗与干细胞治疗	75	复发 10 神经毒性 35
Smith	2002	16 例/26 眼	初发	玻璃体腔注射	MTX,400μg	100	复发 12 白内障 73 角膜上皮病变 58 黄斑病变 42 玻璃体积血 8 视神经萎缩 4 眼内炎 4
Batchelor	2003	9 例	初发	静脉注射	MTX,高剂量	78	复发 40
Frenkel	2008	26 例/44 眼	初发/复发	玻璃体腔注射	MTX,400μg	91	结膜充血和某种形式的角膜病变 100
Soussain	2008	43 例	难治性/复发	静脉注射	多药联合化疗与干细胞治疗	61	治疗相关死亡,约 10
Jahnke	2009	10 例	初发/复发	静脉注射/口服	异环磷酰胺或曲磷胺	90	血小板减少或白细胞减少 40

BBB:用甘露醇破坏血脑屏障;MTX:甲氨蝶呤。

未纳入个案报道。

的主导方式。Batchelor 及其同事报道了他们的研究结果,其对 9 例眼内受累的淋巴瘤患者采用了 $8g/m^2$ 的甲氨蝶呤治疗[58]。大多数患者可以在房水和玻璃体液中检测到具有潜在细胞毒性、微摩尔水平的甲氨蝶呤。据报道,7 例患者出现眼内应答,6 例出现完全应答,1 例出现部分应答。近期,对 10 例采用异环磷酰胺或曲磷胺进行治疗的 PVRL 患者进行了一项前瞻性、单中心的研究,以评估异环磷酰胺或曲磷胺的疗效。结果显示在平均 32 个月的总生存期内,100%存在应答,其中 9 例完全应答,1 例部分应答。在研究中,7 例出现复发,其中 5 例是眼部复发,2 例发生在 CNS。

不像 PCNSL,在 PVRL 中,联合化疗的经验是极其有限的。Sandor 及其同事报道了 14 例患者(5 例有眼内受累),其治疗采用了复合治疗方案,包括静脉注射甲氨蝶呤、长春新碱和塞替派,以及鞘内注射甲氨蝶呤和阿糖胞苷,治疗应答率为 100%(11 例完全应答,3 例部分应答)。虽然可以看到较高的初始应答,但持续时间有限,而且复发时必须进行额外的治疗。

在一项小量的试验研究中,纳入了少量有眼部病变的患者进行高剂量化疗,随后行干细胞移植。这些研究包括初诊患者和难治性或复发性患者[59-61]。虽然已报道眼部对这种激进的治疗存在应答反应,但高复发率以及观察到与干细胞移植相关的毒性使这种方法的研究在当前仍处于探索阶段。

在一项 221 例免疫功能正常的 PCNSL 和(或)PVRL 患者的报道中,Grimm 及其同事报道了接受局部治疗与接受全身治疗的患者在疾病进展率或总生存时间上没有差别。虽然该报道是最大规模的系列报道,但也是不可控的、多中心的回顾性研究,其根据治疗医生的偏好采用了不同的治疗[62]。因此,正如上面指出的,在治疗 PVRL 上没有共识。具体患者应采取个体化的治疗(框 7.2)。

7.6.1.3 针对 PCNSL 的治疗选择(框 7.2)

框 7.2

- 单独体外放疗或联合全身化疗已用于治疗 PVRL。副作用包括放射性视网膜病变和放射性黄斑病变,并有 PVRL 和 PCNSL 复发的风险。
- 治疗选择,包括应用甲氨蝶呤和(或)利妥昔单抗玻璃体腔内化疗,已被越来越多地用于控制 PVRL 和避免体外放射治疗的副作用。玻璃体腔内化疗的主要副作用——视力损害还没有被报道。
- 含有甲氨蝶呤等多种药物的化疗方案是治疗中枢神经系统病变的首选疗法。全脑放疗的时间和剂量尚不明确,有发生晚期神经毒性效应的显著风险。

7.6.2　中枢神经系统

直到最近,全脑放疗是治疗的主要方法,它使患者的平均生存期从未经治疗患者的 4 个月,提高到 12~18 个月[63]。在 1992 年,一项以甲氨蝶呤为基础的化疗和放疗联合应用的研究首次报道平均生存期可提高至约 40 个月[63]。然而,在老年患者中,全脑放疗和化疗联合治疗与神经毒性风险显著相关[64]。因此,对于老年患者(60 岁),单纯化疗是首选的初始治疗[63]。由于血脑屏障是一个制约因素,其限制药物进入中枢神经系统,应用各种方法以规避血脑屏障已被评估。这些方法包括使用高剂量的化疗、鞘内给药、通过推注器心室内给药和输注甘露醇暂时破坏血-脑屏障[63]。在一项大型、多中心的研究中,149 个新诊断为 PCNSL 的患者(之前未经 WBRT

治疗)被给予高渗暂时破坏血-脑屏障及动脉内注射(IA)甲氨蝶呤治疗,据报道总应答率为82%(58%完全应答,24%部分应答),平均无进展生存期和总生存期分别为1.8年和3.1年[65]。黄斑病变是与应用甘露醇破坏血-脑屏障治疗相关的一种眼部并发症(图7.10)[66]。特征表现包括黄斑部RPE聚集和黄斑中心凹区域色素沉着,并伴有各类RPE萎缩。甘露醇性黄斑病变的典型表现是双眼受累,但常不对称。不同于湿性年龄相关性黄斑变性,其没有视网膜下积液或黄斑水肿。这种黄斑病变可能进展,甚至在完成治疗后。

近年来,含有高剂量甲氨蝶呤的联合治疗方案已被广泛采纳为这种疾病的首选治疗方法。考虑到后期显著的神经毒性效应风险,全脑放疗的时间和剂量仍不明确。有一个大型的协作研究正在进行中,以评估PC-NSL前期治疗中放射的作用[67]。

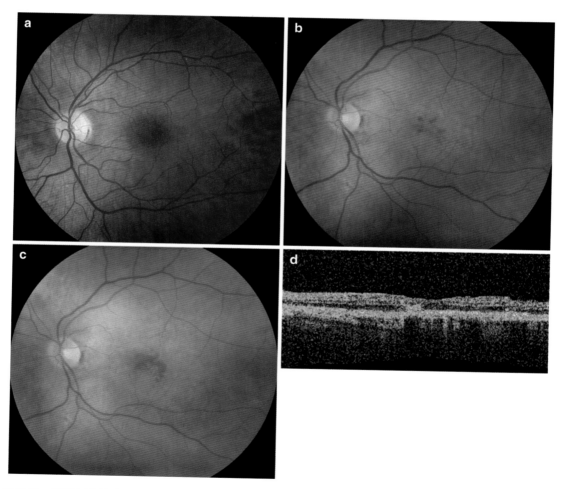

图7.10 两例原发性中枢神经系统淋巴瘤患者接受了血-脑屏障破坏治疗,左眼底彩照显示黄斑部色素沉着和视网膜色素上皮丢失。(a)轻度和(b)中度改变。(c)完成治疗后4个月(患者b),可见视网膜色素上皮改变发生了进展。(d)光学相干断层扫描显示视网膜色素上皮不规则增厚。(Reproduced with permission from Galor et al.[66])

7.7   预后

全脑放射治疗后存活时间为 12~18 个月。但在单纯应用以高剂量甲氨蝶呤为基础的化疗方案或在化疗后再放疗治疗,治疗之后的生存时间增加到平均 36~48 个月[18,23,54]。诊断时年龄小于 60 岁和高初始体能状态被认为是对 PCNSL 有利的预后因素[1,68]。国际淋巴结外淋巴瘤研究组还设计了一个预后评分系统,包含 5 种预后较差的相关变量,包括年龄大于 60 岁、按东部肿瘤协作组评分标准体能状态大于 1 分、脑脊液蛋白水平增高、血清乳酸脱氢酶水平升高和肿瘤累及大脑深部区域(基底节、脑室周围区域、脑干或小脑)[69]。脑干和脑膜的受累意味着预后不良[68]。p53、c-Myc 或 BCL-6 表达也表明预后差[70]。当确定存在 CNS 病变时,有或没有视网膜受累不是影响患者生存期的预后因素[68]。

7.8   总结

原发性中枢神经系统淋巴瘤被认为是淋巴结外非霍奇金淋巴瘤的一个变种,是一种高度恶性的 B 细胞恶性肿瘤。在免疫功能正常的个体,没有任何已知的风险因素。然而,先天性免疫缺陷和医源性或获得性免疫抑制(艾滋病)是 PCNSL 的危险因素。脑、脊髓和脑膜单独或多个受累。患者可无症状,但有多达 50%的患者表现为无痛性视物模糊、飞蚊症,或两者兼有。特征性诊断标志是:玻璃体细胞(50%)、前房细胞和玻璃体细胞共存(22%)、脉络膜视网膜炎或视网膜色素上皮下浸润(18%)。诊断技术包括玻璃体、视网膜和视网膜下活检。普遍共识的治疗方案是高剂量甲氨蝶呤联合或不联合全脑放射治疗(WBRT)比非高剂量甲氨蝶呤

治疗具有更好的应答率和效果。在中枢神经系统,病变复发是一个重大问题,尤其是在眼部放射治疗或玻璃体内化疗等局部治疗后复发。疾病管理方面要求应与专长淋巴瘤的肿瘤学专家合作。

(李明翰 译 刘光辉 校)

参考文献

1. Abrey LE, Ben-Porat L, Panageas KS, et al. Primary central nervous system lymphoma: the Memorial Sloan-Kettering Cancer Center prognostic model. J Clin Oncol. 2006;24(36):5711–5.
2. Pe'er J, Hochberg FH, Foster CS. Clinical review: treatment of vitreoretinal lymphoma. Ocul Immunol Inflamm. 2009;17(5):299–306.
3. Bardenstein D. Orbital and adnexal lymphoma. In: Singh AD, Damato BE, Pe'er J, et al., editors. Clinical ophthalmic oncology. Philadelphia: Saunders-Elsevier; 2007.
4. DeAngelis LM. Primary central nervous system lymphoma. Curr Opin Neurol. 1999;12(6):687–91.
5. Singh AD, Lewis H, Schachat AP. Primary lymphoma of the central nervous system. Ophthalmol Clin North Am. 2005;18(1):199–207, x.
6. Newell ME, Hoy JF, Cooper SG, et al. Human immunodeficiency virus-related primary central nervous system lymphoma: factors influencing survival in 111 patients. Cancer. 2004;100(12):2627–36.
7. Stanton CA, Sloan 3rd B, Slusher MM, Greven CM. Acquired immunodeficiency syndrome-related primary intraocular lymphoma. Arch Ophthalmol. 1992;110(11):1614–7.
8. Mittra RA, Pulido JS, Hanson GA, et al. Primary ocular Epstein-Barr virus-associated non-Hodgkin's lymphoma in a patient with AIDS: a clinicopathologic report. Retina. 1999;19(1):45–50.
9. Marshall AG, Pawson R, Thom M, et al. HTLV-I associated primary CNS T-cell lymphoma. J Neurol Sci. 1998;158(2):226–31.
10. Hochberg FH, Miller DC. Primary central nervous system lymphoma. J Neurosurg. 1988;68(6):835–53.
11. Coupland SE, Bechrakis NE, Anastassiou G, et al. Evaluation of vitrectomy specimens and chorioretinal biopsies in the diagnosis of primary intraocular lymphoma in patients with Masquerade syndrome. Graefes Arch Clin Exp Ophthalmol. 2003;241(10):860–70.
12. Choi JS, Nam DH, Ko YH, et al. Primary central nervous system lymphoma in Korea: comparison of B- and T-cell lymphomas. Am J Surg Pathol. 2003;27(7):919–28.
13. Olson JE, Janney CA, Rao RD, et al. The continuing increase in the incidence of primary central nervous

system non-Hodgkin lymphoma: a surveillance, epidemiology, and end results analysis. Cancer. 2002;95(7): 1504–10.

14. Ahluwalia MS, Peereboom DM. Primary central nervous system lymphoma. Curr Treat Options Neurol. 2010;12(4):347–59.

15. Gerstner ER, Batchelor TT. Primary central nervous system lymphoma. Arch Neurol. 2010;67(3):291–7.

16. Diamond C, Taylor TH, Aboumrad T, Anton-Culver H. Changes in acquired immunodeficiency syndrome-related non-Hodgkin lymphoma in the era of highly active antiretroviral therapy: incidence, presentation, treatment, and survival. Cancer. 2006;106(1):128–35.

17. Chan CC, Buggage RR, Nussenblatt RB. Intraocular lymphoma. Curr Opin Ophthalmol. 2002;13(6):411–8.

18. Char DH, Ljung BM, Miller T, Phillips T. Primary intraocular lymphoma (ocular reticulum cell sarcoma) diagnosis and management. Ophthalmology. 1988; 95(5):625–30.

19. Whitcup SM, de Smet MD, Rubin BI, et al. Intraocular lymphoma. Clinical and histopathologic diagnosis. Ophthalmology. 1993;100(9):1399–406.

20. Babu K, Murthy KR, Krishnakumar S. Two successive ocular malignancies in the same eye of a HIV-positive patient: a case report. Ocul Immunol Inflamm. 2010;18(2):101–3.

21. Mathai A, Lall A, Jain R, Pathengay A. Systemic non-Hodgkin's lymphoma masquerading as Vogt-Koyanagi-Harada disease in an HIV-positive patient. Clin Experiment Ophthalmol. 2006;34(3):280–2.

22. Rajagopal R, Harbour JW. Diagnostic testing and treatment choices in primary vitreoretinal lymphoma. Retina. 2011;31(3):435–40.

23. Freeman LN, Schachat AP, Knox DL, et al. Clinical features, laboratory investigations, and survival in ocular reticulum cell sarcoma. Ophthalmology. 1987;94(12):1631–9.

24. Peterson K, Gordon KB, Heinemann MH, DeAngelis LM. The clinical spectrum of ocular lymphoma. Cancer. 1993;72(3):843–9.

25. Akpek EK, Ahmed I, Hochberg FH, et al. Intraocular-central nervous system lymphoma: clinical features, diagnosis, and outcomes. Ophthalmology. 1999;106(9): 1805–10.

26. Gass JD, Sever RJ, Grizzard WS, et al. Multifocal pigment epithelial detachments by reticulum cell sarcoma. A characteristic funduscopic picture. Retina. 1984;4(3):135–43.

27. Gass JD, Trattler HL. Retinal artery obstruction and atheromas associated with non-Hodgkin's large cell lymphoma (reticulum cell sarcoma). Arch Ophthalmol. 1991;109(8):1134–9.

28. Michelson JB, Michelson PE, Bordin GM, Chisari FV. Ocular reticulum cell sarcoma. Presentation as retinal detachment with demonstration of monoclonal immunoglobulin light chains on the vitreous cells. Arch Ophthalmol. 1981;99(8):1409–11.

29. Lang GK, Surer JL, Green WR, et al. Ocular reticulum cell sarcoma. Clinicopathologic correlation of a case with multifocal lesions. Retina. 1985;5(2):79–86.

30. Purvin V, Van Dyk HJ. Primary reticulum cell sarcoma of the brain presenting as steroid-responsive optic neuropathy. J Clin Neuroophthalmol. 1984;4(1):15–23.

31. Margolis R, Brasil OF, Lowder CY, et al. Vitrectomy for the diagnosis and management of uveitis of unknown cause. Ophthalmology. 2007;114(10): 1893–7.

32. Yeh S, Weichel ED, Faia LJ, et al. 25-Gauge transconjunctival sutureless vitrectomy for the diagnosis of intraocular lymphoma. Br J Ophthalmol. 2010;94(5): 633–8.

33. Rishi K, Font RL, Chevez-Barrios P. Diagnostic yield of liquid-based cytology, immunophenotyping and molecular techniques in lymphomas and other entities in vitrectomy specimens. Invest Ophthalmol Vis Sci. 2004;45:1072.

34. Coupland SE. Vitreous biopsy: specimen preparation and interpretation. Monogr Clin Cytol. 2012;21: 61–71.

35. Bechrakis NE, Foerster MH, Bornfeld N. Biopsy in indeterminate intraocular tumors. Ophthalmology. 2002;109(2):235–42.

36. Grimm SA, McCannel CA, Omuro AM, et al. Primary CNS lymphoma with intraocular involvement: International PCNSL Collaborative Group Report. Neurology. 2008;71(17):1355–60.

37. Farkas T, Harbour JW, Davila RM. Cytologic diagnosis of intraocular lymphoma in vitreous aspirates. Acta Cytol. 2004;48(4):487–91.

38. Kim EW, Zakov ZN, Albert DM, et al. Intraocular reticulum cell sarcoma: a case report and literature review. Albrecht Von Graefes Arch Klin Exp Ophthalmol. 1979;209(3):167–78.

39. Chan CC, Whitcup SM, Solomon D, Nussenblatt RB. Interleukin-10 in the vitreous of patients with primary intraocular lymphoma. Am J Ophthalmol. 1995;120(5): 671–3.

40. Buggage RR, Whitcup SM, Nussenblatt RB, Chan CC. Using interleukin 10 to interleukin 6 ratio to distinguish primary intraocular lymphoma and uveitis. Invest Ophthalmol Vis Sci. 1999;40(10):2462–3.

41. Akpek EK, Foster CS. Primary intraocular lymphoma with a low interleukin 10 to interleukin 6 ratio and heterogeneous IgH gene arrangement. Arch Ophthalmol. 2000;118(5):731–2.

42. Shen DF, Zhuang Z, LeHoang P, et al. Utility of microdissection and polymerase chain reaction for the detection of immunoglobulin gene rearrangement and translocation in primary intraocular lymphoma. Ophthalmology. 1998;105(9):1664–9.

43. White VA, Gascoyne RD, Paton KE. Use of the polymerase chain reaction to detect B- and T-cell gene rearrangements in vitreous specimens from patients with intraocular lymphoma. Arch Ophthalmol. 1999; 117(6):761–5.

44. Whipple GH. A hitherto undescribed disease characterized anatomically by deposits of fat and fatty acids in the intestinal and mesenteric lymphatic tissues. Bull Johns Hopkins Hosp. 1907;18:382–91.

45. Comer GM, Brandt LJ, Abissi CJ. Whipple's disease:

a review. Am J Gastroenterol. 1983;78(2):107–14.

46. Moortgat I, Van Ginderdeuren R, Van Calster J. Familial vitreous amyloidosis linked with factor V Leiden deficiency. Br J Ophthalmol. 2011;95(12):1755, 62.

47. Ciulla TA, Tolentino F, Morrow JF, Dryja TP. Vitreous amyloidosis in familial amyloidotic polyneuropathy. Report of a case with the Val30Met transthyretin mutation. Surv Ophthalmol. 1995;40(3):197–206.

48. Gregory ME, Carey M, Hawkins PN, et al. Characterisation and management of vitreous and nerve amyloid in familial amyloid polyneuropathy due to variant transthyretin, Phe33Val. Br J Ophthalmol. 2008;92(1):34–5, 142.

49. Sandgren O. Ocular amyloidosis, with special reference to the hereditary forms with vitreous involvement. Surv Ophthalmol. 1995;40(3):173–96.

50. Agarwal A, Colburn JD, Raja H, Singh AD. Diagnostic and therapeutic challenges. Retina. 2012;32(8):1678–81.

51. Levy-Clarke GA, Buggage RR, Shen D, et al. Human T-cell lymphotropic virus type-1 associated t-cell leukemia/lymphoma masquerading as necrotizing retinal vasculitis. Ophthalmology. 2002;109(9):1717–22.

52. Bhat PV, Jakobiec FA, Papaliodis G, Sobrin L. Primary T-cell lymphoma of the retina and cerebellum: immunophenotypic and gene rearrangement confirmation. Am J Ophthalmol. 2009;148(3):350–60.

53. Schanzer MC, Font RL, O'Malley RE. Primary ocular malignant lymphoma associated with the acquired immune deficiency syndrome. Ophthalmology. 1991; 98(1):88–91.

54. Margolis L, Fraser R, Lichter A, Char DH. The role of radiation therapy in the management of ocular reticulum cell sarcoma. Cancer. 1980;45(4):688–92.

55. Smith JR, Rosenbaum JT, Wilson DJ, et al. Role of intravitreal methotrexate in the management of primary central nervous system lymphoma with ocular involvement. Ophthalmology. 2002;109(9): 1709–16.

56. Frenkel S, Hendler K, Siegal T, et al. Intravitreal methotrexate for treating vitreoretinal lymphoma: 10 years of experience. Br J Ophthalmol. 2008;92(3):383–8.

57. Itty S, Pulido JS. Rituximab for intraocular lymphoma. Retina. 2009;29(2):129–32.

58. Batchelor TT, Kolak G, Ciordia R, et al. High-dose methotrexate for intraocular lymphoma. Clin Cancer Res. 2003;9(2):711–5.

59. Abrey LE, Moskowitz CH, Mason WP, et al. Intensive methotrexate and cytarabine followed by high-dose chemotherapy with autologous stem-cell rescue in patients with newly diagnosed primary CNS lymphoma: an intent-to-treat analysis. J Clin Oncol. 2003;21(22):4151–6.

60. Soussain C, Hoang-Xuan K, Taillandier L, et al. Intensive chemotherapy followed by hematopoietic stem-cell rescue for refractory and recurrent primary CNS and intraocular lymphoma: Societe Francaise de Greffe de Moelle Osseuse-Therapie Cellulaire. J Clin Oncol. 2008;26(15):2512–8.

61. Soussain C, Suzan F, Hoang-Xuan K, et al. Results of intensive chemotherapy followed by hematopoietic stem-cell rescue in 22 patients with refractory or recurrent primary CNS lymphoma or intraocular lymphoma. J Clin Oncol. 2001;19(3):742–9.

62. Grimm SA, Pulido JS, Jahnke K, et al. Primary intraocular lymphoma: an International Primary Central Nervous System Lymphoma Collaborative Group Report. Ann Oncol. 2007;18(11):1851–5.

63. Deangelis LM, Hormigo A. Treatment of primary central nervous system lymphoma. Semin Oncol. 2004;31(5):684–92.

64. Correa DD, DeAngelis LM, Shi W, et al. Cognitive functions in survivors of primary central nervous system lymphoma. Neurology. 2004;62(4):548–55.

65. Angelov L, Doolittle ND, Kraemer DF, et al. Blood–brain barrier disruption and intra-arterial methotrexate-based therapy for newly diagnosed primary CNS lymphoma: a multi-institutional experience. J Clin Oncol. 2009;27(21):3503–9.

66. Galor A, Ference SJ, Singh AD, et al. Maculopathy as a complication of blood–brain barrier disruption in patients with central nervous system lymphoma. Am J Ophthalmol. 2007;144(1):45–9.

67. http://clinicaltrials.gov/show/NCT01399372

68. Blay JY, Conroy T, Chevreau C, et al. High-dose methotrexate for the treatment of primary cerebral lymphomas: analysis of survival and late neurologic toxicity in a retrospective series. J Clin Oncol. 1998; 16(3):864–71.

69. Ferreri AJ, Blay JY, Reni M, et al. Prognostic scoring system for primary CNS lymphomas: the International Extranodal Lymphoma Study Group experience. J Clin Oncol. 2003;21(2):266–72.

70. Chang CC, Kampalath B, Schultz C, et al. Expression of p53, c-Myc, or Bcl-6 suggests a poor prognosis in primary central nervous system diffuse large B-cell lymphoma among immunocompetent individuals. Arch Pathol Lab Med. 2003;127(2):208–12.

视网膜转移瘤

Lejla Vajzovic，Prithvi Mruthyunjaya

8.1　引言

眼内转移瘤是最常见的眼内恶性肿瘤。最常见的原发肿瘤的位置，在男性为肺，在女性为乳腺[1]。在大部分病例中，眼内转移瘤局限于脉络膜，其他眼部结构也可以受累，如玻璃体、视神经和虹膜，肿瘤转移到视网膜罕见。

视网膜转移瘤是 Schiess-Gemuseus 和 Roth 于 1879 年在 1 例原发性皮肤黑色素瘤患者中首次发现并提出的[2]。2012 年，Srivas-tava 和 Bergstrom 回顾性分析了 37 例已报道的视网膜转移瘤，发现其最常见的原发肿瘤

是皮肤黑色素瘤、肺腺癌和胃肠道腺癌[3]。

我们回顾性分析了 1935—2012 年在英文文献中发表的 42 例已报道的视网膜转移的病例，发现视网膜转移既可局限于视网膜，也可累及玻璃体 (表 8.1)。42 例患者 50 只眼中，男性 25 例(60%)，女性 17 例(40%)，平均年龄 52 岁(15~81 岁)。

大部分病例单眼发病(81%)，少数有双眼视网膜转移(19%)。右眼和左眼受累分别为 22 和 27 只眼。在诊断视网膜转移时，38 例 (90%) 已知有原发性非眼部恶性肿瘤病史。最常见的原发恶性肿瘤是皮肤黑色素瘤(40%)、肺腺癌(19%)、乳腺癌(14%)、胃肠道腺癌(14%)和子宫腺癌(2%)。其余 4 例没有已知的全身恶性肿瘤病史，后续被检查证实原发肿瘤分别为直肠乙状结肠腺癌、未分化支气管癌和皮肤黑色素瘤，仍有 1 例未能确定原发病灶。截至目前，有 4 例(10%)并发脑部转移。

8.2　临床特征

呈现的典型临床症状包括:视力下降(范围从 1.0 到光感)、飞蚊症和眼痛。总体而言，临床症状根据病灶大小、位置、与之相关的玻璃体受累或并发视网膜脱离而异。

表 8.1 视网膜转移患者的临床表现综述

作者	年龄	性别	原发肿瘤（是否在眼部症状出现时已知）	体征	标本组织	组织病理学	生存期（月）
Smoleroff 和 Agatston (1934年)[4]	55	男	胃腺癌（是）	颞下方视网膜白色、隆起、不规则团块，伴扩张、迂曲的静脉和少量散在出血	尸检	肿瘤细胞主要侵犯视网膜和视网膜下腔	1
Uhler (1940年)[2]	26	男	皮肤黑色素瘤（是）	颞侧视网膜浸润	尸检	梭形恶性细胞	NS
Kennedy 等 (1958年)[5]	51	男	直肠乙状结肠腺癌（否）	黄斑部边界清楚的灰白色病灶	眼球摘除术	非典型假柱状细胞	9
Duke 和 Walsh (1959年)[6]	60	女	子宫腺癌（是）	黄斑部白色隆起团块，上覆玻璃体混浊	眼球摘除术	立方/柱状多形性细胞覆盖在房角、虹膜、玻璃膜和视神经的表面	6
Liddicoat 等 (1959年)[7]	43	男	皮肤黑色素瘤（是）	颞侧中周部视网膜小的视网膜出血和血管旁白鞘	尸检	上皮样肿瘤细胞仅侵犯视网膜内层视网膜	2周
Riffenburgh (1961年)[8]	45	男	皮肤黑色素瘤（是）	玻璃体细胞，鼻侧视网膜有边界清楚的不规则灰色团块和视网膜下液	眼球摘除术	仅累及视网膜的转移恶性黑色素瘤	NS(5年后仍活着)
Koenig 等 (1963年)[9]	56	男	未分化气管肺癌（否）	玻璃体漂浮物，颞侧视网膜白色病灶有软性渗出边缘和新生血管，存在大量渗出和视网膜下液	眼球摘除术	未分化癌细胞累及视网膜，伴有局灶性侵入脉络膜	13
Flindall 和 Fleming (1967年)[10]	68	男	不详（否）	视盘表面致密的玻璃体渗出和下方纱样渗出	眼球摘除术	上皮来源的未分化肿瘤细胞主要侵犯视网膜内层视网膜，也累及玻璃体和视盘头	NS(2年后仍活着)
Klein 等 (1977年)[11]	52	男	肺鳞状细胞癌（是）	右眼黄斑颞侧黄白色浸润灶	尸检	与原发肿瘤类似的癌细胞仅侵犯右眼视网膜	3

（待续）

表8.1(续)

作者	年龄	性别	原发肿瘤(是否在眼部症状出现时已知)	体征	标本组织	组织病理学	生存期(月)
Young 等 (1979 年)[12]	63	男	肺腺癌(是)	左眼视盘上方和颞下方黄白色浸润灶,下方渗出性视网膜脱离;玻璃体细胞;视网膜黄斑部白色团块,表面伴有出血;血管旁白色浸润	先玻璃体检,后尸检	左眼癌细胞侵犯视网膜、视神经和脉络膜;腺癌细胞;体外放射治疗相关的形态学改变,但仅很少玻璃体肿瘤细胞可见	7
Robertson 等 (1981 年)[13]	43	女	皮肤黑色素瘤(是)	右眼上方棕色斑块,累及上方视网膜;左眼金棕色玻璃体小球,上方棕色斑块,累及上方视网膜	左眼玻璃体活检	左眼恶性上皮、多形性黑色素细胞、色素细胞	4
	37	女	皮肤黑色素瘤(是)	右眼金棕色玻璃体小球,累及视网膜小球,进而浸润前房,伴有眼压升高	先房水活检,后眼球摘除术	严重的色素沉着,高度恶性上皮样细胞遍布整个前房、玻璃体和视网膜表面	NS (11 个月)(后仍活着)
Piro 等 (1982 年)[14]	56	女	乳腺浸润性导管癌(是);脑恶性星形细胞瘤(是)	右眼玻璃体混浊;左眼白色玻璃体混浊	先 PPV,死亡后右眼球摘除术;左眼球摘除术	右眼玻璃体和视网膜可见乳腺癌细胞;左眼肿瘤细胞浸润玻璃体、视网膜和睫状体内表面	5
Letson 和 Davidorf (1982 年)[15]	44	男	皮肤黑色素瘤(是)	右眼视网膜表面灰棕色浸润,血管旁羽毛样浸润	无		3

(待续)

表 8.1（续）

作者	年龄	性别	原发肿瘤（是否在眼部症状出现时已知）	体征	标本组织	组织病理学	生存期（月）
de Bustros 等（1985 年）[16]	33	男	皮肤黑色素瘤（是）	左眼视网膜表面大量灰棕色浸润和血管旁浸润，伴羽毛状的边缘；视盘下方棕色脉络膜病灶	无		
Takagi 等（1989 年）[17]	45	男	肿瘤腺癌（是）	视网膜团块	NS		5.5
Best 等（1990 年）[18]	71	女	皮肤黑色素瘤（是）	发白的玻璃体混浊；白色团块及视盘下方和颞下视网膜，沿视网膜血管白色渗出样病灶伴有出血	眼球摘除术（为防止扩散至 CNS）	内层视网膜、视乳头和玻璃体中发现视网膜细胞巢；视网膜中央静脉内癌栓	3
Leys 等（1990 年）[19]	49	男	肺燕麦细胞癌（是）	厚视白色的黄色团块状玻璃体混浊	先 PPV，后眼球摘除术	大量色素沉着的多形性黑色素瘤细胞；黑色素瘤视网膜视乳头，玻璃体（甚至临近 PPV 切口的眼眶组织）	NS
	42	女	乳腺腺癌（是）	黄斑颞侧白色视网膜斑块	尸检	与原发肿瘤细胞一致的视网膜肿瘤细胞	1
Balestrazzi 等（1995 年）[20]	40	女	皮肤黑色素瘤（是）	黄斑前玻璃体混浊	PPV	恶性上皮样细胞	18
				玻璃体积血，鼻上方视网膜白色血管化团块伴有玻璃体凝缩和色素沉着	经巩膜切除术	视网膜黑色素性黑色素瘤细胞	17（自杀）
Spraul 等（1995 年）[21]	74	女	乳腺癌或结肠腺癌（是）	颞上象限黄斑实性视网膜肿瘤，伴有浆液性视网膜浅脱离	眼球摘除术	腺癌肿瘤细胞侵犯视网膜	NS（10 个月后仍活着）
Spraul 等（1996 年）[22]	55	男	皮肤黑色素瘤（是）	玻璃体积血，颞侧视网膜色素性团块	先 PPV，后眼球摘除术	多形性黑色素瘤细胞，黑色素瘤细胞侵犯视网膜和玻璃体	NS（数月）

（待续）

表 8.1（续）

作者	年龄	性别	原发肿瘤（是否在眼部症状出现时已知）	体征	标本组织	组织病理学	生存期（月）
	67	女	皮肤黑色素瘤（是）	玻璃体细胞，淡黄色视网膜下浸润	PPV 联合视网膜下积液抽取	多形性色素细胞，有与皮肤黑色素瘤细胞相同的细胞学特征	NS（24 个月后仍活着）
Gunduz 等（1998 年）[23]	81	男	皮肤黑色素瘤（是）	整个前房积血，眼后节无法窥视	先无 PPV，后眼球摘除术	无色素性多形性黑色素瘤细胞；无色素瘤细胞通过视网膜和玻璃体浸润性植入物向巩膜外播散	26
	58	男	皮肤黑色素瘤（是）	团块状和片状色素性玻璃体细胞	无	色素性多形性黑色素瘤细胞	12
	36	男	皮肤黑色素瘤（是）	团块状和片状无色素性玻璃体细胞，眼底无法窥视，锯齿缘处边界欠清视网膜变白	玻璃体活检（FNAB）PPV	无色素性多形性黑色素瘤细胞	3
Spadea 等（1998 年）[24]	40	女	皮肤黑色素瘤（是）	玻璃体色素，上方周边部视网膜黄白色血管化病灶	经玻璃体切除术	色素上皮样色素瘤细胞	12（自杀）
Hutchison 等（2001 年）[25]	63	女	大肠腺癌（是）	黄斑颞上方苍白色隆起白色血管病变，伴有浆液性视网膜脱离，累及黄斑	无		NS（3 个月后仍活着）
Soheilian 等（2002 年）[26]	49	男	皮肤黑色素瘤（是）	右眼轻度玻璃体积血混杂大的无色素细胞，视网膜颞上方色素性团块	右眼 PPV	右眼色素性多形性黑色素瘤细胞	12
				左眼致密的玻璃体积血混杂大的无色素性团块	左眼两次 PPV	左眼最初阴性，后来见色素性多形性黑色素瘤细胞	

（待续）

表 8.1（续）

作者	年龄	性别	原发肿瘤（是否在眼部症状出现时已知）	体征	标本组织	组织病理学	生存期（月）
Truong 等(2002 年)[27]	59	女	乳腺腺癌（是）	乳白色、白色视网膜内和视网膜下真菌样团块，累及黄斑中心凹旁颞侧，伴有视网膜浆液性浅脱离	无		不详
Zografos 等(2003 年)[28]	48	男	皮肤黑色素瘤（是）	米色黑色玻璃体团块聚集	PPV	NS	NS(3 个月后仍活着)
Zografos 等(2004 年)[29]	57	女	?肺原发性黑色素瘤（是）	在米灰色视网膜团块表面有浅米色球形玻璃体团块；视网膜前出血	无		NS (11 个月后仍活着)
Saornil 等(2004 年)[30]	70	男	胃腺癌（是）	近视孔头视网膜黄白色实性团块	眼球摘除术	多形性印戒细胞乳头	23
Rossi 等(2005 年)[31]	41	男	非小细胞肿瘤（是）	右眼黄斑鼻上方和颞侧白色隆起团块，伴有浆液性视网膜脱离 左眼黄斑上方白色隆起团块病灶，伴有浆液性视网膜脱离	无		3
Apte 等(2005 年)[32]	39	男	胃肠腺癌（是）	沿颞下血管弓的视网膜内和视网膜下出血	PPV，眼球摘除术	高的、深染、多形性，含有黏蛋白的细胞排列呈视网膜样，仅侵犯视网膜	NS(3 个月后仍活着)
Sirimaharaj 等(2006 年)[33]	60	女	乳腺腺癌（是）	玻璃体细胞，鼻侧中周部视网膜白色沉淀和血管鞘形成	PPV	与腺癌一致的恶性细胞	8
Rundle 和 Rennie(2006 年)[34]	55	女	乳腺腺癌（是）	中心凹旁颞侧视网膜边界清楚的孤立的血管化白色病灶，伴有视网膜下液	无		NS(2 个月后仍活着)

（待续）

表 8.1（续）

作者	年龄	性别	原发肿瘤(是否在眼部症状出现时已知)	体征	标本组织	组织病理学	生存期(月)
Khurana 等 (2007 年)[35]	76	男	皮肤黑色素瘤(否)	前房和玻璃体色素细胞；沿后极部和周边部血管弓分布的视网膜前色素沉着	PPV	色素上皮细胞和纺锤形黑色素瘤细胞	6
Alegret 等 (2009 年)[36]	15	男	鼻咽癌(是)	沿颞下血管弓分布的无色素性浸润	无		NS
Kim 等 (2010 年)[37]	64	女	胃腺癌(是)	右眼黄斑区扁平的白色到白色浸润伴有白色的玻璃体种植 左眼黄斑区扁平的白色到白色的玻璃体种植	右眼玻璃体活检	右眼球形形状的肿瘤细胞排布呈腺样多空腔结构	NS(1 个月后仍活着)
Coassin 等 (2011 年)[38]	54	女	小细胞肺癌(是)	玻璃体细胞，黄斑颞侧边界不规则的白色视网膜浸润，视网膜内出血，毛细血管扩张和硬性渗出	PPV，视网膜活检	玻璃体细胞学检查可见小圆形肿瘤细胞（视网膜活检组织丢失）	NS(7 个月后仍活着)
Payne 等 (2012 年)[39]	62	男	小细胞肺癌(是)	玻璃体混浊，黄斑颞侧和中周部视网膜变白，伴有视网膜前出血	玻璃体活检后，PPV 和视网膜活检	无肿瘤细胞；腺癌细胞层	NS (10 个月后仍活着)

FNAB：细针穿刺活检；PPV：经睫状体平坦部玻璃体切割术；NS：未说明。

视网膜转移最常表现为黄白色的、单个视网膜内斑块，但是双眼和多灶性表现并不少见（图 8.1）。可能是血管周围的肿瘤浸润导致视网膜混浊，但也可以伴有相关的视网膜内出血和视网膜下渗出，伪装成缺血性视网膜血管病变。随着肿瘤的增大，视网膜内混浊加重，最终视网膜透明性消失。与视网膜血管改变相关的视网膜斑片状白色病灶可能提示由巨细胞病毒、弓形虫病或其他感染导致的感染性坏死性视网膜炎[39]。

与脉络膜转移不同，视网膜转移常表现为表面覆盖玻璃体细胞浸润，并可能伪装成中间葡萄膜炎[26]。在皮肤黑色素瘤转移的病例中，玻璃体浸润表现为大的、金棕色的小球体[13,40,41]。与此相反，转移癌可表现为无色素性玻璃体混浊[14]。无论如何，当出现规则的小球形的细胞聚集的临床表现时，应提醒临床医生可能是肿瘤，而非炎性细胞浸润。由于肿瘤细胞聚集阻塞前房角而导致的继发性青光眼已被描述为视网膜转移的另一并发症（图 8.2），并已在 15 只眼（36%）中被报道（表 8.1）。视网膜脱离是视网膜转移的一种罕见体征。

8.3 诊断性评估

临床检查联合眼底照相和眼底荧光血管造影，可帮助鉴别视网膜转移和视网膜血管炎或其他视网膜血管阻塞性病变。光学相干断层扫描（OCT）虽已被用于描述眼内和脉络膜肿瘤的特征[42]，但在诊断视网膜转移中的确切作用尚未明确。

视网膜转移的组织学诊断可让患者在多方面获益。第一，它可以协助鉴别有恶性细胞的转移瘤和伪装转移瘤表现的其他原因引起的炎性视网膜炎。第二，活检标本确定的细胞类型，可指出原发肿瘤的性质以及可能的原发部位。第三，它可以帮助指导患者未来的治疗方案，全身系统性化疗或对原发肿瘤和眼部肿瘤均行放疗。在 1979 年以前，视网膜转移的大多数病例都是在尸检或眼球摘除时被诊断的[3]。

近年来，全球广泛使用活检的方法。对伴有玻璃体细胞浸润的患眼，可行诊断性玻璃体切割术，以便收集样本；对不伴有玻璃体浸润的，可行视网膜或视网膜脉络膜活检。1988 年，Eagle 报道了一例经玻璃体穿刺和眼球壁活检诊断的癌性视网膜炎患者[43]。1995 年，Balestrazzi 等报道了一例继发于原发性皮肤黑色素瘤的视网膜转移病灶行局部切除术的病例[20]，此后 Spadea 等报告了一种经巩膜行脉络膜视网膜活检的技术[24]。最近，Payne 等报道了对一例来自小细胞肺癌的转移灶应用经睫状体平坦部玻璃体切除、

图 8.1 （a）一名 78 岁高加索男性患者，既往有复发性小细胞肺癌病史，因第二个化疗周期结束后 10 天出现右眼新发的飞蚊症和视物模糊来诊。双眼眼前节检查和左眼眼底检查未见明显异常。在右眼中，除了少量的右眼玻璃体细胞外，还有大量的孤立的片状白色视网膜浸润灶（伴视网膜出血）。（b）对于此例免疫功能低下患者的表现，考虑是病毒性视网膜炎。遂于 2009 年 10 月 28 日和 29 日给予玻璃体腔内注射膦甲酸钠（1200μg/0.05mL）治疗，并开始静脉注射阿昔洛韦治疗。玻璃体液巨细胞病毒（CMV）、疱疹病毒（HSV）、带状疱疹病毒（VZV）PCR 检测结果显示阴性，HSV 和 CMV 血清学检测结果阴性。血清 VZV IgG 阳性（与对 VZV 有免疫力相一致）。尽管已进行抗病毒治疗，但视网膜炎仍然继续进展。（c）随后进行了视网膜活检，结果显示小细胞癌累及视网膜。（d）肿瘤细胞表现为典型的核成型的小细胞癌。免疫过氧化物酶染色证实（e）EMA 染色阳性和（f）TIF-1 染色阳性。（Courtesy of Rishi Singh MD，Peter Kaiser MD and Nathan Steinle MD，Cleveland，Ohio）

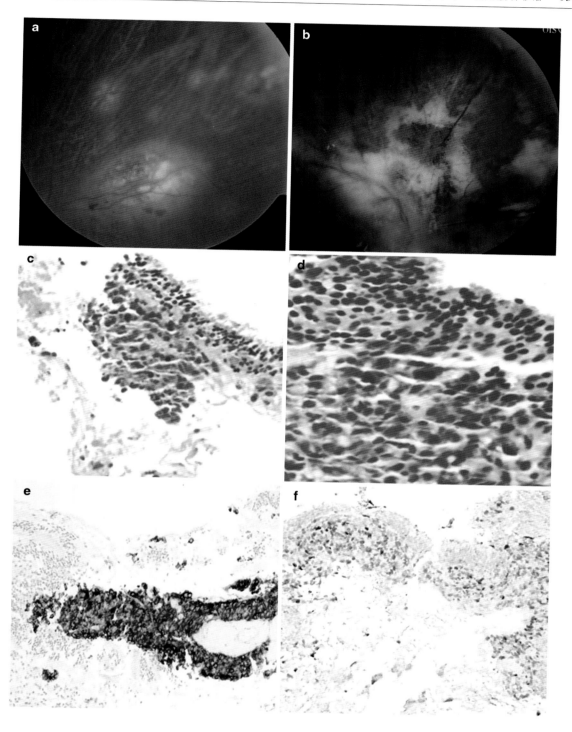

视网膜下注液、透热电凝、双手视网膜切除、气液交换、激光和长效气体填充，行视网膜活检的内切除技术。该过程中组织活检的部位选在周边部、正常和异常视网膜的边缘，以减少视觉后遗症，并提高活动性病灶在交界组织上的组织病理学价值[39]。

现在，经睫状体平坦部的玻璃体切割术是获取细胞进行细胞学评估的首选方法。由于细胞数量稀少，最重要的是要有经验丰富的细胞病理学专家帮助解释。免疫组织化学染色有助于解释细胞样本[22,44]。阴性结果不能完全排除转移瘤，尤其是在仅有视网膜受累的病例中[14]。如果临床上高度怀疑，即使依据玻璃体切割术诊断阴性，也有必要行脉络膜视网膜活检以明确诊断[38,39]（图8.1）。对于没有相关的肿块病灶的病例，不建议常规行细针穿刺活检。

对所有存在眼部症状和体征提示视网膜转移的患者，建议和肿瘤科医生一起进行系统性检查以发现原发肿瘤。

8.4　鉴别诊断

最容易与视网膜转移相混淆的疾病包括视网膜感染和炎症性视网膜炎，血管阻塞性视网膜疾病，脉络膜转移伴继发性视网膜浸润，以及伴有玻璃体混浊的疾病，如中间葡萄膜炎、淀粉样变或眼内淋巴瘤。

8.5　治疗（手术、化疗和放疗）

视网膜转移瘤的理想治疗应该由一个多学科小组共同讨论而实施，包括血液病肿瘤学家、放射肿瘤学家和初级保健医生。治疗受多方面因素影响，包括原发肿瘤的性质、全身转移的程度、既往的治疗和患者的全身功能状况。

在过去的25年里，对于有视网膜转移的患者的治疗，最常采用姑息、分次体外放射治疗（external beam radiotherapy，EBRT），仅对那些顽固性疼痛的患者采用眼球摘除术。曾有一小组患者采用单纯全身化疗或联合EBRT或局部结膜下化疗的方法进行了治疗（表8.1）。视网膜转移灶肿瘤切除术仅适用于有孤立的周边部视网膜病灶的患者，并可以联合全身化疗和EBRT治疗[20,24,32]。有一个个案报道了一例来自乳腺癌的视网膜转移瘤患者，表现为黄斑部一个边界清楚的血管性肿瘤，采用维替泊芬行光动力疗法，治疗后病灶消退[34]。

据报道有9例（21%）视网膜转移性病变完全消退，除了一例患者采用PDT治疗外，其他患者均采用了EBRT治疗[22,23,25,28,29,33,34,37,39]。

8.6　预后

治疗后视力范围从1.0到无光感（表8.1）。

图8.2　一名37岁男性患者，既往有皮肤恶性黑色素瘤全身化疗病史，出现眼痛和视力下降。(a)发现该患者有新生血管性青光眼和(b)弥漫性玻璃体混浊影响眼底观察。(c)B超检查显示混浊主要在后部玻璃体且脉络膜无成形的团块。(d,e)行诊断性玻璃体切割术，发现玻璃体腔内充满金棕色小球。血管迂曲、视网膜混浊变白、弥漫性视网膜内出血，很像视网膜转移和血管阻塞性改变。在组织病理学，玻璃体样本检查证实为上皮样黑色素瘤细胞积聚，偶尔伴有充满黑色素的巨噬细胞（苏木精和伊红染色，放大倍率分别是20×和40×）。(f)肿瘤细胞的黑色素瘤标记物HMB-45（放大倍率20×）、S-100蛋白和黑色素A表达阳性。（Courtesy of Timothy G. Murray，MD and Sander R. Dubovy，MD，Miami Florida）

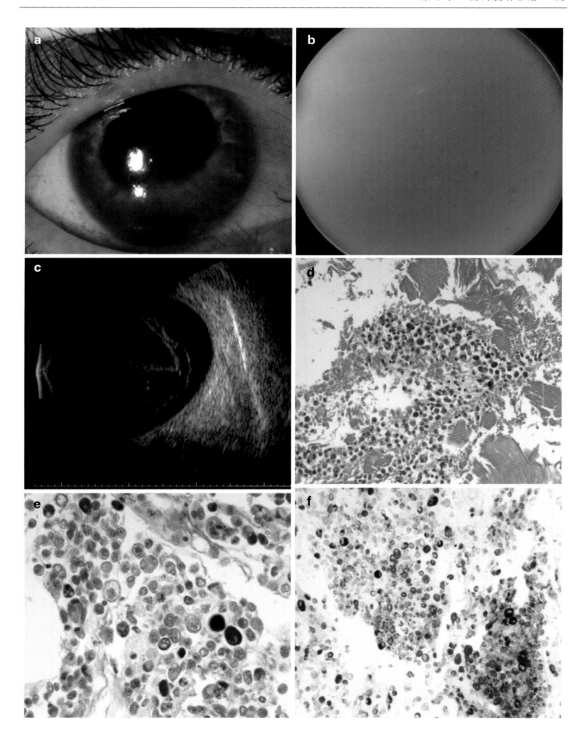

在诊断为视网膜转移后，据监测全身预后——
生存期平均在 10 个月（2 周至 5 年）。

（孙祖华 译 郑永征 校）

参考文献

1. Redmond KJ, Wharam Jr MD, Schachat AP. Choroidal metastases. In: Retina, vol. 3. 5th ed. St. Louis: Mosby; 2012. p. 2324–9.
2. Uhler EM. Metastatic malignant melanoma of the retina. Am J Ophthalmol. 1940;23:158–62.
3. Srivastava SK, Bergstrom C. Retinal metastases. In: Retina, vol. 3. 5th ed. St. Louis: Mosby; 2012. p. 2185–95.
4. Smoleroff JW, Agatston SA. Metastatic carcinoma of the retina: report of a case with pathologic observations. Arch Ophthalmol. 1934;12(3):359–65.
5. Kennedy RJ, Rummel WD, Mc CJ, Hazard JB. Metastatic carcinoma of the retina; report of a case and the pathologic findings. Arch Ophthalmol. 1958;60:12–8.
6. Duke JR, Walsh FB. Metastatic carcinoma to the retina. Am J Ophthalmol. 1959;47:44–8.
7. Liddicoat DA, Wolter JR, Wilkinson WC. Retinal metastasis of malignant melanoblastoma; a case report. Am J Ophthalmol. 1959;48:172–7.
8. Riffenburgh RS. Metastatic malignant melanoma to the retina. Arch Ophthalmol. 1961;66:487–9.
9. Koenig RP, Johnson DL, Monahan RH. Bronchogenic carcinoma with metastases to the retina. Am J Ophthalmol. 1963;56:827–9.
10. Flindall RJ, Fleming KO. Metastatic tumour of the retina. Can I Ophthalmol. 1967;2:130–2.
11. Klein R, Nicholson DH, Luxenberg MN. Retinal metastasis from squamous cell carcinoma of the lung. Am J Ophthalmol. 1977;83:358–61.
12. Young SE, Cruciger M, Lukeman J. Metastatic carcinoma to the retina: case report. Ophthalmology. 1979;86:1350–4.
13. Robertson DM, Wilkinson CP, Murray JL, Gordy DD. Metastatic tumor to the retina and vitreous cavity from primary melanoma of the skin: treatment with systemic and subconjunctival chemotherapy. Ophthalmology. 1981;88:1296–301.
14. Piro P, Pappas HR, Erozan YS, Michels RG, Sherman SH, Green WR. Diagnostic vitrectomy in metastatic breast carcinoma in the vitreous. Retina. 1982;2:182–8.
15. Letson AD, Davidorf FH. Bilateral retinal metastases from cutaneous malignant melanoma. Arch Ophthalmol. 1982;100:605–7.
16. de Bustros S, Augsburger JJ, Shields JA, Shakin EP, Pryor 2nd CC. Intraocular metastases from cutaneous malignant melanoma. Arch Ophthalmol. 1985;103:937–40.
17. Takagi T, Yamaguchi T, Mizoguchi T, Amemiya T. A case of metastatic optic nerve head and retinal carcinoma with vitreous seeds. Ophthalmologica. 1989;199:123–6.
18. Best SJ, Taylor W, Allen JP. Metastatic cutaneous malignant melanoma of the vitreous and retina. Aust N Z J Ophthalmol. 1990;18:397–400.
19. Leys AM, Van Eyck LM, Nuttin BJ, Pauwels PA, Delabie JM, Libert JA. Metastatic carcinoma to the retina. Clinicopathologic findings in two cases. Arch Ophthalmol. 1990;108:1448–52.
20. Balestrazzi E, Blasi MA, Marullo M, Greco IM, Spadea L. Local excision of retinal metastasis from cutaneous melanoma. Eur J Ophthalmol. 1995;5:149–54.
21. Spraul CW, Lang GE, Grossniklaus HE, Lang GK. Metastatic adenocarcinoma to the retina in a patient with Muir-Torre syndrome. Am J Ophthalmol. 1995;120:248–50.
22. Spraul CW, Martin DF, Hagler WS, Grossniklaus HE. Cytology of metastatic cutaneous melanoma to the vitreous and retina. Retina. 1996;16:328–32.
23. Gunduz K, Shields JA, Shields CL, Eagle Jr RC. Cutaneous melanoma metastatic to the vitreous cavity. Ophthalmology. 1998;105:600–5.
24. Spadea L, Bisti S, Colucci S, Balestrazzi E. Normal EOG values in intraretinal metastasis from cutaneous melanoma: a case report. Doc Ophthalmol. 1998;96:305–9.
25. Hutchison BM, McAllister IL, Barry CJ. Bowel carcinoma metastatic to the retina. Clin Experiment Ophthalmol. 2001;29:438–9.
26. Soheilian M, Mirbabai F, Shahsavari M, Parvin M, Manieei F. Metastatic cutaneous melanoma to the vitreous cavity masquerading as intermediate uveitis. Eur J Ophthalmol. 2002;12:324–7.
27. Truong SN, Fern CM, Costa DL, Spaide RF. Metastatic breast carcinoma to the retina: optical coherence tomography findings. Retina. 2002;22:813–5.
28. Zografos L, Ducrey N, Beati D, et al. Metastatic melanoma in the eye and orbit. Ophthalmology. 2003; 110:2245–56.
29. Zografos L, Mirimanoff RO, Angeletti CA, et al. Systemic melanoma metastatic to the retina and vitreous. Ophthalmologica. 2004;218:424–33.
30. Saornil MA, Blanco G, Sarasa JL, Gonzalez-Sansegundo C, Rabano G. Isolated metastasis of gastric adenocarcinoma to the retina: first presentation of systemic disease. Acta Ophthalmol Scand. 2004;82:86–8.
31. Rossi A, Manto A, Maione P, Gridelli C. Synchronous bilateral retinal metastases from lung adenocarcinoma. Tumori. 2005;91:287–9.
32. Apte RS, Dibernardo C, Pearlman JR, et al. Retinal metastasis presenting as a retinal hemorrhage in a patient with adenocarcinoma of the cecum. Arch Ophthalmol. 2005;123:850–3.
33. Sirimaharaj M, Hunyor AP, Chan WC, Arnold J. Unusual ocular metastasis from breast cancer. Clin Experiment Ophthalmol. 2006;34:74–6.
34. Rundle P, Rennie I. Photodynamic therapy for solitary retinal metastasis from breast carcinoma. Eye (Lond). 2006;20:1410–2.
35. Khurana RN, Tran VT, Rao NA. Metastatic cutaneous melanoma involving the retina and vitreous. Arch Ophthalmol. 2007;125:1296–7.
36. Alegret A, Cebulla CM, Dubovy SR, Mutapcic L, Hess DJ, Murray TG. Pediatric nasopharyngeal carcinoma with retinal metastasis. Retin Cases Brief Rep.

2009;3:8–11. 0.1097/ICB.0b013e31813c678a.

37. Kim CY, Ha CW, Lee SC. Vitreous and retinal metastasis from gastric cancer. Eur J Ophthalmol. 2010;20: 615–7.

38. Coassin M, Ebrahimi KB, O'Brien JM, Stewart JM. Optical coherence tomography for retinal metastasis with unknown primary tumor. Ophthalmic Surg Lasers Imaging. 2011;42:e110–3.

39. Payne JF, Rahman HT, Grossniklaus HE, Bergstrom CS. Retinal metastasis simulating cytomegalovirus retinitis. Ophthalmic Surg Lasers Imaging. 2012;43: e90–3.

40. Pollock SC, Awh CC, Dutton JJ. Cutaneous melanoma metastatic to the optic disc and vitreous. Arch Ophthalmol. 1991;109:1352–4.

41. Prabhakaran VC, Font RL. Cutaneous malignant melanoma metastatic to the vitreous. Retina. 2007;27: 379–81.

42. Shields CL, Materin MA, Shields JA. Review of optical coherence tomography for intraocular tumors. Curr Opin Ophthalmol. 2005;16:141–54.

43. Eagle Jr RC. Carcinomatous retinitis. Hilton Head: Presentation to the Eastern Ophthalmic Pathology Society; 1988.

44. Mruthyunjaya P, Jumper JM, McCallum R, Patel DJ, Cox TA, Jaffe GJ. Diagnostic yield of vitrectomy in eyes with suspected posterior segment infection or malignancy. Ophthalmology. 2002;109: 1123–9.

第 9 章

神经眼皮肤综合征（斑痣性错构瘤病）

Omar Punjabi，Elias Traboulsi，Arun D. Singh

内容提要

Phakomatosis 这个词汇起源于希腊语的 phakomata,意思是胎记。1923 年,学者 van der Hoeve 把 von Hippel-Lindau 病、结节性硬化症和神经纤维瘤病统称为斑痣性错构瘤病(母斑病),因为它们具有出生时即存在、常染色体显性遗传和多个系统受累的共同特征[1]。随后,脑眼面血管瘤病(Sturge-Weber 综合征)也被归类为斑痣性错构瘤病(母斑病),虽然该病未发现明确的遗传倾向。斑痣性错构瘤病(母斑病)的其他常见的特征包括优先累及神经和眼部,伴有各种皮肤和内脏的表现(表 9.1)。神经视网膜血管瘤综合征、视网膜海绵状血管瘤和共济失调性毛细血管扩张症也被归类为斑痣性错构瘤病(母斑病),并在此章进行介绍。此章节还简单介绍了色素血管性斑痣性错构瘤病和神经皮肤黑变病。

斑痣性错构瘤病(母斑病)的特征性全身表现取决于错构瘤的进展变化,错构瘤是一种良性的肿瘤,由特定脏器中正常存在的组织产生(框 9.1)。斑痣性错构瘤病(母斑病)的患者易患癌症,寿命也会缩短。分子遗传学的进展使得 von Hippel-Lindau 病、结节性硬化症和神经纤维瘤病的相关基因得以鉴定,并允许我们做出分子遗传学诊断(表 9.2)。

9.1　斑痣性错构瘤病(母斑病)的临床特点(框 9.1)

框 9.1

● 神经眼皮肤综合征

● 其他系统的错构瘤

● 癌症家族倾向

● 常染色体显性遗传(部分病例除外)

表 9.1　各种斑痣性错构瘤病(母斑病)的器官受累情况总结

疾病	临床特征			
	神经系统	眼部	皮肤	内脏
Ⅰ型神经纤维瘤病	有	有	有	无
Ⅱ型神经纤维瘤病	有	无	无	无
von Hippel-Lindau 病	有	有	无	有
结节性硬化症(Ⅰ)	有	有	有	有
结节性硬化症(Ⅱ)	有	有	有	无
脑眼面血管瘤病	有	有	无	无
神经视网膜血管瘤综合征	有	有	无	无
视网膜海绵状血管瘤	有	有	无	无
皮脂腺痣综合征	有	有	有	无
共济失调性毛细血管扩张症	有	有	有	无
神经皮肤黑变病	有	不确定	有	无
色素血管性斑痣性错构瘤病	不确定	不确定	有	无

表 9.2　各种斑痣性错构瘤病(母斑病)的遗传方式总结

疾病	遗传方式	基因位点	基因	蛋白质	功能
Ⅰ型神经纤维瘤病	常染色体显性遗传	17q11	NF1	神经纤维瘤蛋白	抑制 ras 活性
Ⅱ型神经纤维瘤病	常染色体显性遗传	22q12	NF2	Merlin/神经鞘瘤蛋白	连接细胞骨架蛋白和细胞膜
von Hippel-Lindau 病	常染色体显性遗传	3p25	VHL	pVHL	抑制 mRNA 的延伸
结节性硬化症(Ⅰ)	常染色体显性遗传	9q34	TSC1	错构瘤蛋白	调节囊泡的运动
结节性硬化症(Ⅱ)	常染色体显性遗传	16p13	TSC2	结节蛋白	抑制 GTP 结合蛋白
脑眼面血管瘤病	散发的	–	–		
神经视网膜血管瘤综合征	散发的	–	–		
视网膜海绵状血管瘤	常染色体显性遗传	3q,7p,7q	–		
皮脂腺痣综合征	散发的	–	–		
共济失调性毛细血管扩张症	常染色体隐性遗传	11q22	ATM	ATM 蛋白	蛋白激酶
神经皮肤黑变病	散发的	–	–		
色素血管性斑痣性错构瘤病	散发的	–	–		

9.2 Ⅰ型神经纤维瘤病

9.2.1 引言

神经纤维瘤病的几种明确分型现在已经得到大家的认可[2]。最常见的类型是Ⅰ型神经纤维瘤病[3],其次是Ⅱ型神经纤维瘤病(也称为中枢型神经纤维瘤病)。其他罕见类型包括多发脑膜瘤病、脊髓神经鞘瘤病和节段性神经纤维瘤病[2,4]。

9.2.2 遗传学特征

Ⅰ型神经纤维瘤病(NF1)的遗传方式为常染色体显性遗传,是由位于染色体17q11.2 上的 NF1 基因突变引起[5]。NF1 基因突变的外显率通常是完全的(100%)[6]。所有检索到的病例中约 50% 是因为新的基因突变引起,并且这些新的基因突变大部分(90%)是父系遗传的[7]。各种各样的 NF1 基因突变已被报道,未发现任何基因型与表型的相关性[8]。基因的数量巨大,从整个基因中筛选突变的基因很困难。但是像异源双链分析、荧光原位杂交(FISH)和蛋白截短检测等检测技术的联合应用使得突变检出率较高(95%)[9]。

9.2.3 发病机制

NF1 基因编码神经纤维瘤蛋白[5],其是一种具有负调控癌基因 ras 的胞内 GTP 酶激活蛋白[10]。最新的研究已经证实在神经纤维瘤中 NF1 功能丧失仅限于 Schwann 细胞,这表明在 NF1 中 Schwann 细胞是神经纤维瘤的起源细胞[11]。

9.2.4 临床特征

Ⅰ型神经纤维瘤病是一种最常见的累及神经组织、具有各种各样临床表现的遗传性疾病之一[2]。该病的发病率约为 1/3000,种族之间发病率无明显差异[12]。健康共识发展会议国家研究所已经为 NF1 制定了临床诊断标准(表 9.3)[13]。NF1 显著的眼部表现在表 9.4 中进行了归纳总结[14,15]。

9.2.4.1 牛奶咖啡斑

大面积的扁平的皮肤色素沉着是最常见且最早发现的症状,发生在超过 99% 的 NF1 患者中(图 9.1a)。它们在出生的时候即存在,童年时期数量和大小增加。其他形式的色素沉着发生,如腋窝和腹股沟雀斑。

9.2.4.2 神经纤维瘤

神经纤维瘤是 NF1 的标志性肿瘤和临床表现。神经纤维瘤往往数量较多,一般在 10 岁左右出现。它们表现为脸、手和躯干散在的质软的肿物(图 9.1b)。根据神经纤维

表 9.3 健康共识发展会议国家研究所制定的Ⅰ型神经纤维瘤病的临床诊断标准

存在以下任 2 项或 2 项以上可诊断	
牛奶咖啡斑(6 个或更多)	青春期前直径>5mm 青春期后直径>15mm
神经纤维瘤	任何类型:2 个或更多,或丛状神经纤维瘤:1 个或更多
腋窝和腹股沟雀斑	
视神经胶质瘤	1 个或更多
Lisch 结节	2 个或更多
特异的骨病变	蝶骨翼发育不良或先天性弯曲或长骨皮质变薄,有或无假关节
一级亲属罹患Ⅰ型神经纤维瘤病	

Conference NIoHCD[13]。

表 9.4 Ⅰ型神经纤维瘤病的眼部表现

受累部位	病变	发生概率(%)
眼睑	结节性神经纤维瘤	18
	丛状神经纤维瘤	5
	牛奶咖啡斑	3
结膜	神经纤维瘤	5
角膜	突出的角膜神经	6~22
	后胚胎环	3~5
房角	先天性青光眼	50
葡萄膜	Lisch 结节	70~92
	脉络膜错构瘤	51
	脉络膜痣	3~5
视神经	纤维状细胞性星形 细胞瘤	2~12
	视盘玻璃膜疣	1

Modified from Lewis and Riccardi[14]。

瘤的外观和组织受累的程度,神经纤维瘤可分为皮肤、皮下、结节状和弥漫性丛状四种类型。

9.2.4.3 Lisch 结节

虹膜上的黑色素细胞错构瘤,称为 Lisch 结节,是 NF1 的高度特异性表现[16,17]。Lisch 结节是典型的多发性棕褐色结节,在眼前段通过裂隙灯可以很好地观察,更多的病灶位于虹膜的下表面(图 9.1c)。Lisch 结节的患病率逐渐增高,从出生到 5 岁约 50%,15 岁时约 75%,成年人超过 90%[14,18]。

9.2.4.4 视神经胶质瘤

视神经胶质瘤是前部视路的毛细胞型错构瘤。其他更多的后部胶质瘤代表更具有侵袭性的变种[19]。约 15%的 NF1 患者会发生胶质瘤(图 9.1d)[20]。孤立性视神经胶质瘤经常是单眼的,双眼受累被认为是 NF1 的特异性表现[21]。

9.2.4.5 青光眼

青光眼在 NF1 患者中很常见。在这类患者中,青光眼和上睑的丛状神经纤维瘤有一定的相关性。另一个值得注意的特征是存在葡萄膜外翻。这发生在 NF1 中,并可能继发于前房角的内皮化,在这类患者中常常和严重的先天性青光眼有关。内皮细胞增生可能与这些眼的 Ras(Rat sarcoma 大鼠肉瘤)-MAPK 基因的过度表达有关[22]。

有时,NF1 的神经纤维瘤可出现在婴儿或儿童的眼睑、眉弓或颜面部,被统称为眼眶面部神经纤维瘤(orbitofacial neurofibromatosis, OFNF)。眼眶面部神经纤维瘤患者的视力丧失是常见的、典型而严重的,而且通常是多因素的。视力丧失的一些原因(包括先天性青光眼伴牛眼和视网膜脱离、由于部分扭曲的头骨发育引起无法同时视而导致的斜视性弱视和视神经胶质瘤)难以获得适当地治疗,往往导致进行性加重的视力丧失。因此,在视功能还未发育成熟时应该密切观察,以发现可以治疗的可能引起弱视的因素,如屈光改变、视觉剥夺,或先天性青光眼。随着患者年龄增大,医生应该警惕由青光眼或视神经胶质瘤引起的视神经病变的进展,以期能够通过屈光矫正来提高患者的视力[23]。

9.2.5 诊断性评估

美国国立卫生研究所(NIH)的共识标准有助于对成人和儿童 NF1 诊断的确立。MRI 尤其有助于确立视神经胶质瘤的诊断。在 MRI 研究中特异性的"明亮的病变"存在于约 15%的 NF1 患者中(图 9.1e)。大脑半球、脑干和小脑存在强 T2 信号的病变[24]。

9.2.6 治疗

一旦确诊为 NF1,患者需详细询问关

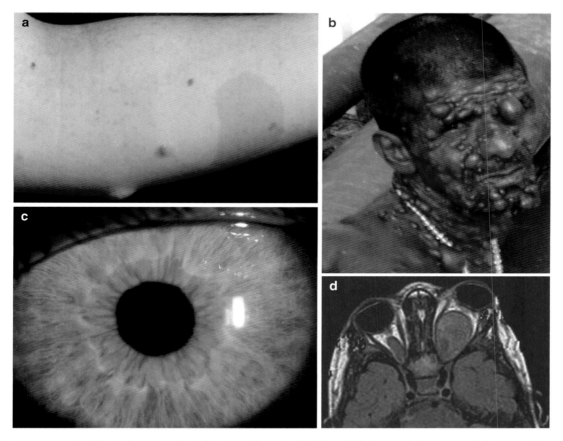

图 9.1　NF1 常见的表现。(a)牛奶咖啡斑，(b)颜面部多发的神经纤维瘤，(c)多发的 Lisch 结节，(d)视神经胶质瘤，对比增强 MRI 成像。

于疾病的预后、遗传学和心理学问题。一级亲属也应进行评估。对于普通患者应进行神经肿瘤切除治疗。对于恶性肿瘤可能需要手术切除、化疗、和（或）放疗。视神经胶质瘤的管理仍存在争议。视神经肿瘤的治疗适应证和各种治疗的效果，包括观察、化疗、手术切除和放疗，都要进行详细的探讨。

9.2.7　预后

部分 NF1 患者存在智力低下、学习障碍和其他行为问题[25]。此外，随着年龄增长，NF1 患者其他可能的全身症状逐渐增加。虽然 NF1 中大部分的肿瘤是良性的，但是，它们位于中枢神经系统可能会导致显著的发病率。发展成恶性肿瘤的风险，尤其是周围神经鞘型，大约为 5%，且早期死亡的风险也增加[26]。

9.3　Ⅱ型神经纤维瘤病（NF2）

9.3.1　引言

NF2 也称为"中枢型神经纤维瘤病"，因为该型的表现主要与中枢神经系统受累有关。不同于 NF1，皮肤表现不是 NF2 的主要特征。神经纤维瘤是 NF1 的标志，相反，神经鞘瘤是 NF2 的特征性肿瘤（表 9.5）。

表 9.5　Ⅱ型神经纤维瘤病的诊断标准

存在以下任何一种情况		特征
双侧前庭神经鞘瘤		
一级亲属罹患 NF2	附加	单侧前庭神经鞘瘤 <30 岁
一级亲属罹患 NF2	附加	以下任何两项:脑膜瘤、胶质瘤、神经鞘瘤、少年后囊下晶状体混浊/少年皮质性白内障

该标准是由健康共识发展会议国家研究所制定(神经纤维瘤病:会议声明[113])。

9.3.2　遗传学特征

遗传方式是常染色体显性遗传,有完全的外显率。有一些证据表明,母系遗传的病例的发病早于父系遗传的病例(18 岁:25 岁)[27]。约 50% 的病例具有新的突变基因[27]。有研究证据显示,该病的基因型和表型有相关性,因为有 NF2 基因截断突变的患者通常伴有严重的表型,而那些有单一密码子突变的病例表现为轻度的 NF2[28.29]。*NF2* 基因定位于染色体 22q12[30]。它编码 587 氨基酸蛋白,称为 Merlin 或神经鞘瘤蛋白。

9.3.3　发病机制

破坏 merlin 依赖的膜蛋白到细胞骨架的链接导致肿瘤的形成[31]。

9.3.4　临床特征

NF2 的发病率为 1/(33 000~40 000)[27]。1% 的脑膜瘤患者和 3% 的神经鞘瘤患者有 NF2[32]。双侧前庭神经鞘瘤(Vestibular Schwannomas, VS)应该诊断为 NF2(图 9.2a)。超过 2/3 的 NF2 患者存在眼部的异常表现,包括白内障、视网膜错构瘤和眼球运动异常[33]。眼部特征表现在儿童和青春期,其对于 NF2 的早期诊断非常有帮助[34]。

9.3.4.1 前庭神经鞘瘤

前庭神经鞘瘤的平均发病年龄小于 25 岁,临床表现超过 55 岁则很少见。症状最常见的是源于 VS,而不是源于眼部受累。耳聋伴或不伴耳鸣是最常见的症状。癫痫发作、眩晕和麻木感较少见。仅 1% 的病例以失明为症状[35]。

9.3.4.2 眼部症状

NF2 的眼部表现包括后囊下白内障、视网膜和 RPE 的联合错构瘤,以及视网膜前膜(epiretinal membranes, ERM)(框 9.2)[36–38]。视网膜感觉层和 RPE 层的联合错构瘤表现为视网膜增厚,伴视网膜外层皱褶、胶质细胞增生,以及相关的血管和视网膜色素上皮细胞混杂的增殖[39]。患有 VS 的儿童患者常无明显症状,因此眼部发现有诊断意义。一项对 49 例 NF 患者及其后代的临床研究发现,后囊下/囊膜、皮质性或混合性晶状体混浊是最常见的眼部异常,存在于 67% 的患者中[34]。

视网膜错构瘤比晶状体混浊少见,约 20% 的病例可发生[33]。儿童患者的双眼视网膜和 RPE 层的混合性错构瘤应提醒临床医生 NF2 的可能性(图 9.2b)。

精细的生物显微镜和 OCT 显示出 NF2 相关的特征,包括 ERM 的前缘进入玻璃体(尽管已经发生不完全性玻璃体后脱离)、无黄斑囊样水肿、视网膜层轻微波浪状和不规则的部分缺失的内界膜(图 9.2c)。在覆盖黄斑中心的 ERM 中,视网膜内层通常不会从中心凹向外离心性移位[40]。对于有严重表型的 NF2 患儿,在没有神经系统症状时,根据特征性的 OCT 表现识别 ERM,可以做出早期诊断。不同于特发性或继发性 ERM,其通常是由其他的眼部疾病引起,如玻璃体后脱离、增殖性玻璃体视网膜病变、炎症、血管性病变或外伤,NF2 特定的 ERM 是先天性病变,随着时间的推移可能会扩大[40]。

9.3.5　Ⅱ型神经纤维瘤病的眼部异常(框 9.2)

框 9.2
- 白内障:后囊下、囊膜、皮质型和混合型。
- 视网膜错构瘤。
- 视网膜前膜。
- 眼球运动障碍。

9.3.6　诊断性评估

对于怀疑有 NF2 的患者,通常要进行神经系统、眼和神经耳科学检查。磁共振成像(增强、多平面 T1 加权序列)是检测前庭神经鞘瘤的一项具有成本效益的一线检查[41]。

9.3.7　治疗

前庭神经鞘瘤的管理涉及在各种方法中选择并制定出复杂的策略,包括观察、立体定向放射治疗和手术切除[42]。

9.3.8　预后

大多数(90%)NF2 患者有双侧 VS。对于散发的单侧 VS 患者,如果没有家族史或 NF2 的其他特征,发展为双侧肿瘤的风险很低[43]。

9.4　von Hippel-Lindau 病

9.4.1　引言

1904 年,Eugen von Hippel,一个德国的眼科医生提出了脑视网膜血管瘤病这一术语[44]。Arvid Lindau,一个瑞典的病理学家发现了小脑和视网膜母细胞瘤的关系[45]。直到 1964 年,Melmon 和 Rosen 建立了"von Hip-

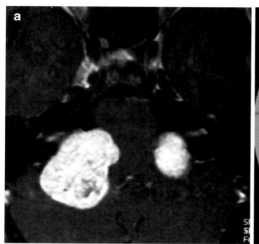
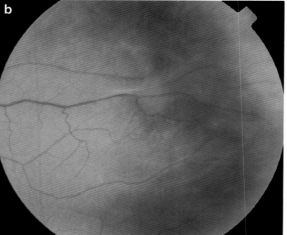

图 9.2　(a)NF2 的双侧 VS 的钆增强磁共振成像诊断。(b)视网膜和 RPE 层混合错构瘤的眼底照片。(待续)

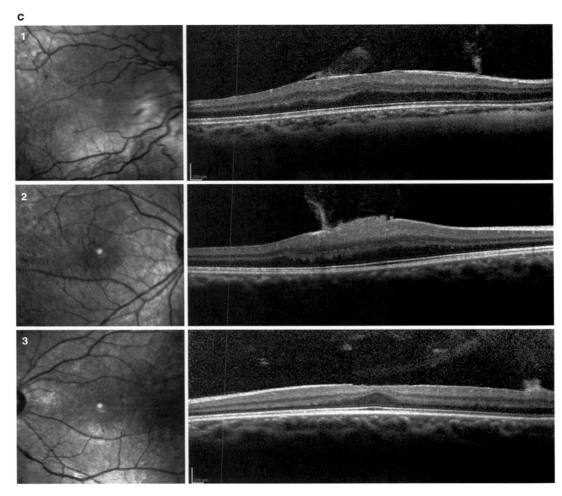

图 9.2(续) (c)激光扫描检眼镜的红外光谱图像(德国,海德堡,海德堡公司):病例 2 的右眼黄斑①和病例 4 的右眼②和左眼③黄斑[4-6]。高分辨率 OCT 图像,相对应的参考线分别通过 1~3 的黄斑中心凹。每条光栅线代表 30 幅平均的扫描图像。共同的特征包括病变处的视网膜前组织在未出现玻璃体后脱离时,向前进入玻璃体皮质,视网膜内层组织覆盖在黄斑中心凹上导致其形态消失,视网膜厚度增加且保留视网膜各层结构而未出现囊样空间,保留 IS/OS 层和 RPE 的连续性。(Reproduced with permission from Sisk et al.[40])

pel-Lindau"病(VHL)的临床谱,当时他们报道"von Hippel 病"和"Lindau 病"的病例具有重叠的临床表现[46]。从那以后,一些学者对该病的自然病程进行了研究,并制定了该病的筛查方案[47-49]。

9.4.2 遗传学特征

VHL 病遵循一种常染色体显性遗传模式,有与年龄相关的外显率[47]。1993 年,在 *VHL* 基因被定位在常染色体 3q25-26 上以后,有很高检出率(99%)的基因检测已经可以在市场上购买得到[50,51]。因为基因检测涉及重要的社会和伦理问题,所以患者在针对 VHL 病而接受基因检测之前应进行详细的遗传咨询[52]。

9.4.3　发病机制

VHL 基因编码一个有 213 个氨基酸的蛋白质，其与其他蛋白质如延伸因子 B、延伸因子 C 和 Cul 2 结合形成一个复合物，并作用于缺氧诱导因子而使之降解[53]。如果缺乏 pVHL 因子，会过度产生血管内皮生长因子。目前利用组织显微切片技术和 PCR 技术可以明确，真正的肿瘤成分(如在 VHL 基因位点有等位基因缺失的细胞)是毛细血管瘤内的泡沫基质细胞[54]。

9.4.4　临床特征

在活产婴儿中，VHL 病的发病率为 1/(40 000~54 000)。据估计，在美国大约有 7 000 个 VHL 病患者[55]。VHL 病是一种多系统疾病，好累及的部位是视网膜和中枢神经系统(CNS)。VHL 病的显著临床表现包括在以下诊断标准中(表 9.6)。少于 75% 的病例发生视网膜毛细血管瘤(retinal capillary hemangiomas，RCH)，大于 50% 的病例发生

表 9.6　von Hippel-Lindau 病的诊断标准

家族史 a	必要的特点
	以下任何一点
阳性	一个或多个视网膜毛细血管瘤
	一个或多个 CNS 血管瘤
	一个或多个内脏病变 b
阴性	两个或更多的视网膜毛细血管瘤
	两个或更多的 CNS 血管瘤
	一个视网膜血管瘤合并一个内脏病变
	一个 CNS 血管瘤合并一个内脏病变

a 具有以下的家族史：视网膜血管瘤、CNS 血管瘤或内脏病变。

b 内脏病变包括以下方面：肾囊肿、肾细胞癌、嗜铬细胞瘤、胰岛细胞瘤、胰腺囊肿、附睾腺瘤、内淋巴囊肿瘤、可能来源于中肾管的卵巢乳头状囊腺瘤。

CNS 血管瘤，小于 50% 的病例发生肾细胞癌，不足 25% 的病例发生嗜铬细胞瘤[47]。出现 RCH、CNS 血管瘤和肾细胞癌的累积概率随着年龄增长逐渐增加(图 9.3a)[47]。

VHL 基因突变的类型和临床表现之间似乎存在一定的相关性(基因和表型的相关性)，这导致了 VHL 病的一个新的分类(表 9.7)[56,57]。但尚未出现一种与发生 RCH 相关的特殊类型的种系突变[58]。

9.4.4.1 视网膜毛细血管瘤

视网膜毛细血管瘤是 VHL 病最常见的表现之一[59]。因此，眼科医生会很经常参与 VHL 病患者的诊治。VHL 病的临床特征在其他章节(第 3 章)进行讨论。据报道，在单发或多发的 RHC 患者中，潜在的 VHL 病的患病率是 20%~58%[60]。出现多发的 RCH(两个或更多)、其他 VHL 病的表现或阳性家族史提示潜在的 VHL 病的存在。

在 RCH 患者中，42% 为单侧，58% 为双侧。该病与年龄、性别无关，并且无好发眼别。86% 患眼可以直观地发现肿瘤；在这些病例中，肿瘤通常仅在周边视网膜发现(85%)，在近视乳头区域很少见(15%)。受累眼严重的视力障碍(视锐度≤20/160)更可能与年龄的增长、出现近视乳头的病变以及周围性病变数量和程度的增加有关[61]。

9.4.4.2 中枢神经系统血管瘤

常见累及部位是小脑(75%)和脊髓(15%)[47]。相对于散发的病例，与 VHL 病相关的 CNS 血管瘤常表现为多发，且发病年龄较小。头痛是小脑血管瘤最常见的症状，疼痛是脊髓血管瘤最常见的症状(图 9.3b)[62]。VHL 病患者的妊娠可诱导小脑血管母细胞瘤的进展，及高发生率的 VHL 病性妊娠并发症[63]。

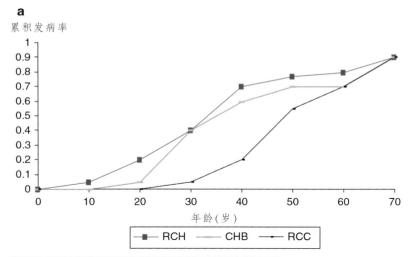

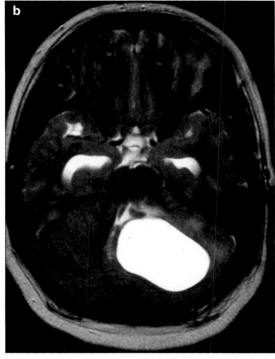

图9.3 (a)随着年龄增长,VHL病的视网膜毛细血管瘤(RCH)、小脑血管瘤(CHB)和肾细胞瘤(RCC)的累积发病率(Adapted from Maher et a.l[47])。(b)小脑血管瘤的MRI表现(T2加权像),与囊性病变类似。

表9.7 国立癌症研究所关于VHL病的分类

类型	临床表现				基因突变
	中枢神经系统血管瘤	视网膜毛细血管瘤	肾细胞癌	嗜铬细胞瘤	
I	有	有	有	无	基因丢失、插入和无意义突变
II A	有	有	无	有	错义突变
II B	有	有	有	有	
II C	无	无	无	有	

9.4.4.3 肾细胞瘤

肾细胞瘤是 VHL 病患者死亡的主要原因[47]。对于 VHL 病患者出现肾细胞瘤,93% 是双侧的;它们是多发的,并合并肾囊肿;相对于散发病例,其发病年龄更小 (30 岁时 5%,60 岁时大于 40%)。

9.4.4.4 嗜铬细胞瘤

嗜铬细胞瘤,肾上腺髓质的罕见良性肿瘤,与 VHL 病有关,它们往往是多发的、双侧的[64]。不存在(I 型)或存在(II 型)嗜铬细胞瘤形成了国立癌症研究所对 VHL 病分类的依据(表 9.7)。嗜铬细胞瘤产生血清儿茶酚胺水平升高(去甲肾上腺素和肾上腺素),这会导致如心悸、头痛和出汗的症状,有时类似焦虑发作。

9.4.4.5 其他癌症

胰腺肿瘤和附睾囊腺瘤较少出现。11% 的患者可出现内淋巴囊肿瘤,其是最近发现的 VHL 病的特征[65]。

9.4.5　诊断性评估

RCH 的视网膜表现通常是典型的,根据眼底检查和眼底荧光血管造影通常可以做出诊断。钆增强磁共振成像是中枢神经系统血管瘤首选的诊断方法[62]。无症状的肾、肾上腺和其他脏器的病变可以通过增强 CT 进行检测[49]和 24 小时尿生化排泄试验进行检查。有或高危的 VHL 病患者需按国立健康研究所制定的筛选方案进行筛查(表 9.8)。

近来,定量研究已经开展,从而使我们能够认识 VHL 病对眼健康和视觉功能影响的全部表征。建立 VHL 突变基因型与眼部病变的表型之间的相关性,可以告知我们 VHL 病怎样产生,并帮助指导对眼 VHL 病的分子干预[66]。

表 9.8　国立健康研究所 (美国) 对于有或高危 VHL 病患者的筛查方案

研究内容	年龄(岁)	频率
尿儿茶酚胺	从 2 岁开始	每年
检眼镜检查	从 1 岁开始	每年
颅脑和脊柱的 MRI	11~60 岁	每 2 年
增强检查	61 岁及以上	每 3~5 年
腹部超声检查	11~20 岁	每年
腹部 CT	从 21 岁开始	每 1~2 年

CT:计算机断层扫描;MRI:磁共振成像。

9.4.6　治疗

对于 RCH 的治疗决策和各种管理方法已经在其他章节进行讨论(第 3 章)。对于其他受累器官的治疗细节超出了本章节的讨论范围。在一个小规模的试点研究中,玻璃体内注射抗 VEGF 的治疗方法已经显示出可喜的效果。在一些晚期 RCH 患者中,它们可能有助于降低视网膜增厚,减少视网膜硬性渗出,但对于病灶大小影响极小[67]。

9.4.7　预后

即使进行充分的治疗,RCH 的临床表现和并发症还是明显可见的。25% 以上的 RCH 患者表现为永久性视觉损失 (一眼或双眼视力<20/40)[58]。VHL 病与中枢神经系统血管瘤或肾细胞癌的发病率显著相关。此外,肾细胞癌显著的死亡率是导致 VHL 病死亡的主要原因[47]。应用筛查方案早期诊断和治疗各种肿瘤可能可延长 VHL 病患者的预期寿命[49]。

9.5　结节性硬化症

9.5.1　引言

结节性硬化症(tuberous sclerosis complex,TSC)是由法国内科医生 Desire Magloire Bourneville(1840–1909 年)命名的,他一生致力于对精神异常和癫痫儿童的研究。1880 年,Bourneville 报道了一例癫痫发作、偏瘫、精神异常和肾脏肿瘤的患者。他通过神经病理学观察到大脑内多发的马铃薯样的病变(结节),并在此的基础上命名了 TSC 这一术语[68]。

9.5.2　遗传学特征

TSC 包括两种遗传疾病(TSC1 和 TSC2),遗传方式为常染色体显性遗传,并且外显率高(95%)[69]。2/3 的病例是散发病例,被认为由新的突变引起。TSC 的致病基因 TSC1(染色体 9q34)[70]和 TSC2 现在已经确定[71]。应用综合的分子遗传学检测技术,突变检出率约为 80%[72]。

9.5.3　发病机制

TSC 与 TSC1 和 TSC2 的基因突变有关,它们分别编码错构瘤蛋白和结节蛋白。错构瘤蛋白和结节蛋白相互作用,并影响一个共同的细胞途径[73]。这些研究结果为 TSC1 和 TSC2 中的任一种蛋白被灭活时而引起的相同的临床病理表现结果提供了依据。

9.5.4　临床特征

TSC 的发病率是 1/10 000[69]。近年来该病的发病率有升高的趋势,这可能是由于随着先进的成像技术的应用,使得一些轻微表型的患者得以确诊所致[74]。TSC 表现为多器官的错构瘤。大脑内的错构瘤(星形细胞瘤、室管膜瘤)可引起儿童癫痫发作和智力障碍。皮肤的症状(面部血管纤维瘤、指甲下纤维瘤、色素脱失斑和鲨革斑)对该病的诊断有重要意义。眼部病变仅局限在视网膜。内脏错构瘤最常累及肺、肾和心脏[69]。仅 1/3 的病例出现癫痫的典型三联征、智力障碍和皮脂腺腺癌(表 9.9)[75]。

总之,TSC1 和 TSC2 的临床表现相似,除了与 TSC2 相比,TSC1 的表型轻,并且出现智力障碍风险较低[76]。相较于 TSC2,TSC1 的其他表现如癫痫发作、肾脏损伤、面部血管纤维瘤和视网膜错构瘤的发生率较低或程度较轻[77]。

9.5.4.1 视网膜星形细胞错构瘤

1/3~1/2 的 TSC 患者有视网膜或视神经错构瘤,并且这些患者中有 1/2 错构瘤累及双侧[78]。视网膜星形细胞错构瘤的临床表现特征在其他章节详细讨论(见第 4 章)。

一项 TSC 的流行病学调查显示,44%的病例有视网膜错构瘤(其中 70%的眼有扁平、半透明的病变;55%的眼有多发性结节"桑葚样"病变;9%的眼中可见移行性病变)。39%的眼可见突出的视网膜脱色素区(图 9.4a)。大约 40%的患者有眼睑血管纤维瘤[79]。

9.5.4.2 颅脑和神经系统表现

癫痫、智力低下和行为障碍是最重要的临床表现,大部分与 TSC 的发病率有关。从修订的诊断标准来看,神经系统表现不是 TSC 诊断的必要条件。癫痫发作可表现为婴儿痉挛。大约 50%的 TSC 患者有轻到重度不等的智力障碍。神经系统病变的严重程度与脑皮质结节的范围和数量直接相关,这可以通过 MRI 扫描进行检查(图 9.4b)[80]。

表 9.9　TSC 诊断标准修订版

明确诊断	两个主要的临床表现
	一个主要临床表现附加两个次要表现
高度怀疑	一个主要表现附加一个次要表现
可能诊断	一个主要表现
	两个次要表现

主要临床表现	次要临床表现
1. 面部血管纤维瘤或前额斑块	1. 多发牙釉质坑
2. 爪/甲周纤维瘤	2. 错构瘤性息肉
3. 色素脱失斑（3 个或更多）	3. 骨囊肿
4. 鲨革斑	4. 脑白质迁移线
5. 多发性视网膜错构瘤	5. 牙龈纤维瘤
6. 脑皮质结节	6. 非肾错构瘤
7. 室管膜下结节	7. 视网膜无色斑
8. 室管膜下巨细胞星形细胞瘤	8. "糖纸样" 皮损
9. 心脏横纹肌瘤（1 个或更多）	9. 多发肾囊肿
10. 淋巴管肌瘤	
11. 肾血管肌脂肪瘤	

该诊断标准由 1998 年 TSC 共识会议制定。(Roach et al.[85])

9.5.4.3 皮肤表现

　　TSC 的皮肤表现对诊断具有重要意义（图 9.6c）。脱色斑是 TSC 最常见和最早出现的症状，发生在高达 97% 的患儿（图 9.4c）[81]。用伍德灯（紫外线）可以很好地观察它们。纤维斑块表现为前额的橙红色斑块。出生时不存在面部血管纤维瘤，通常到 5 岁时出现。指甲下纤维瘤出现的年龄更晚[82]。

9.5.4.4 脏器表现

　　TSC 的脏器表现包括肺淋巴管肌瘤[82]、肾血管肌脂肪瘤[83]和心脏横纹肌瘤（图 9.4d）[84]。

9.5.5　诊断性评估

　　TSC 的诊断是基于临床诊断标准[85]。影像研究对于发现中枢神经系统和内脏的病变具有重要作用，如颅脑 MRI 和腹部 CT[86]。有视网膜病变的患者常合并室管膜下巨细胞星形细胞瘤、肾血管肌脂肪瘤、认知障碍和癫痫。有视网膜病变的患者较没有视网膜病变的患者，TSC2 基因突变更为常见[87]。

9.5.6　治疗

　　TSC 的治疗取决于器官受累的部位和程度。视网膜星形细胞错构瘤通常只需定期通过眼底检查和眼底照相进行评估。继发于 TSC 的视网膜错构瘤的症状很少有变化。在 4 周内可能发生视网膜下液自发性吸收。如果黄斑水肿伴随脂质渗出增加持续存在超过 6 周，应考虑治疗。虽然一些报道显示了氩激光光凝治疗后，视力可以维持稳定，但威胁视力的并发症可能发生。目前的治疗策

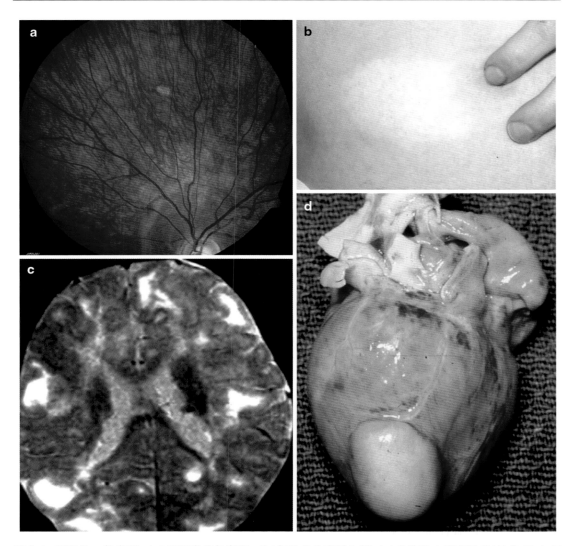

图 9.4　TSC 的一般表现。(a)视网膜无色素斑。(b)灰叶状色素脱失斑,(c)多发脑皮质下结节(轴位 T2 加权 MRI),(d)心脏横纹肌瘤。(Reproduced with permission from Seki et al.[84])

略可能包括 PDT,源于其近期良好的解剖和功能效果[88]。

9.5.7　预后

　　视网膜星形细胞错构瘤一般是稳定的, 其在若干年内缓慢生长或在一些病例中出现新的钙化[78]。TSC 会导致显著的发病率主要是由于神经和内脏受累。大部分(85%)TSC 相关的智力缺陷患者需要日常生活的监督。总的来说,TSC 患者与一般人群相比寿命较短。死亡的常见原因是肾脏疾病、脑肿瘤、癫痫持续状态。TSC 患者需要终身随访, 以期早期发现潜在的威胁生命的并发症[86]。

9.6　Sturge-Weber 综合征(脑眼面血管瘤病)

9.6.1　引言

1897 年,Sturge 报道了一例以面部血管瘤、同侧牛眼和对侧癫痫发作为特征的综合征[89]。1922 年,Weber 报道了继发于软脑膜血管瘤的皮质钙化引起偏瘫的影像学证据[90]。因为两位学者描述了同一种疾病,包括软脑膜血管瘤、脉络膜血管瘤和皮肤血管瘤三联征,因此被称为 Sturge-Weber 综合征(Sturge-Weber Syndrome, SWS)。对于中枢神经系统没有受累的患者,只能诊断为焰色痣或者面部血管瘤,以鉴别于与 SWS 诊断相关的皮肤红斑。

9.6.2　遗传学特征

不同于其他斑痣性错构瘤病,SWS 没有遗传性。

9.6.3　发病机制

该病的主要表现是软脑膜、脉络膜和面部皮肤的弥漫性血管瘤。该病的其他名称有"脑面血管瘤病", 强调只有非眼部表现。SWS 的发病机制被认为是在妊娠第 9 周时原始的头静脉丛未退化。这个错误导致相关组织的成熟血管被血管瘤取代[91,92]。

9.6.4　临床特征

婴幼儿型青光眼和弥漫性脉络膜血管瘤可能与部分视力丧失有关。SWS 的神经受累会导致难治性癫痫、发育迟滞和行动障碍。鲜红斑痣皮肤表现虽然最为明显,但也是诊断的最重要依据(表 9.10)。SWS 需要与 Klippel-Trenaunay 和 Beckwith-Wiedemann 综合征鉴别。

9.6.4.1 青光眼

青光眼是 SWS 最常见的临床表现,约 70%的患者会发生[93]。各种发病机制均可导致青光眼,如房角发育不良或上巩膜静脉压升高[94]。青光眼通常在 2 岁以内被诊断。如果患者眼睑受累并有鲜红斑痣,则青光眼的发病率更高[95]。

9.6.4.2 弥漫性脉络膜血管瘤

大约 1/2 的 SWS 患者有弥漫性脉络膜血管瘤[93]。脉络膜血管瘤通常是单侧的,且有同侧鲜红斑痣。脉络膜血管瘤的临床表现会在下文中进行详细的论述。

9.6.4.3 软脑膜血管瘤病

软脑膜血管瘤病在皮肤病变的同侧。由于潜在的大脑皮质的影响,软脑膜血管瘤病可能引起癫痫发作。在所有 1 岁内发病的 SWS 患者中,约 80%会出现癫痫发作[96]。早发性癫痫发作与发育迟滞和行动障碍之间有相关性[97]。

表 9.10　Sturge-Weber 综合征的临床表现

累及器官	临床表现
中枢神经系统	软脑膜血管瘤 a
	脑皮质萎缩
	癫痫
	发育迟滞
	运动障碍
眼部及其附属器	鲜红斑痣
	突出的上巩膜血管性青光眼
	弥漫性脉络膜血管瘤 a
皮肤	鲜红斑痣 a

a 这三个表现中出现任何两个即可诊断。

9.6.4.4 鲜红斑痣

皮肤血管瘤又称为鲜红斑痣或焰色痣(图 9.5a)。一般情况下,仅有约 10%的鲜红斑痣患者与 SWS 相关[98]。SWS 仅发生在三叉神经的 V1 或 V2 分布区域受累的患者[98]。双侧焰色痣比单侧病变可能与 SWS 更有关。相反的,在 SWS 中软脑膜和眼部受累往往与眼睑的焰色痣相关,且上睑较下睑更经常受累[98]。

9.6.5　诊断性评估

对比增强 MRI 最适合用于检测脑萎缩和软脑膜血管瘤畸形(图 9.5b)[99]。如果 MRI 正常,CT 扫描可以用来检测颅内钙化。

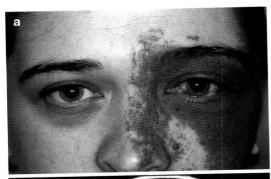

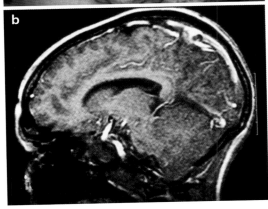

图 9.5　Sturge-Weber 综合征中,颜面部典型分布的(a)皮肤血管瘤和(b)软脑膜血管瘤。

9.6.6　治疗

在一些病例中,青光眼的药物治疗是有效的[95],但很多患者最终需要接受多次小梁切除术、小梁切开联合小梁切除术[100],甚至引流物植入手术[101]。脉络膜血管瘤可行低剂量标准的放射治疗或质子束放射治疗[102,103]。脉络膜血管瘤的治疗将在下文中进行讨论。癫痫发作一般可通过药物控制,但对于难治性病例需要手术切除软脑膜血管瘤和其下的大脑皮层[104]。

对于弥漫性脉络膜血管瘤患者,因渗出性视网膜脱离会引起视力恶化,PDT 是一种有效的治疗选择[105-107]。

9.6.7　预后

对于 SWS 患者的远期预后, 仅有有限的有用信息。智力缺陷、行为和社会问题在较大的患儿中更为常见。总体上,约 40%的 SWS 患者在生活上可以自理,约 50%的 SWS 患者结婚[96]。

9.7　Wyburn-Mason 综合征(神经视网膜血管瘤综合征)

9.7.1　引言

1943 年,Wyburn-Mason 报道了几个关于视网膜和大脑的蔓状血管瘤病的病例,并且在这些畸形之间建立了关联[108]。部分学者称这个疾病为 Bonnet-Dechaume-Blanc 综合征[109]。和其他瘢痣病不同的是,Wyburn-Mason 综合征没有皮肤受累。

9.7.2　遗传学特征

Wyburn-Mason 综合征是一种非遗传的散发性疾病。

9.7.3 发病机制

在 Wyburn-Mason 综合征中，血管异常的发病机制尚不清楚。

9.7.4 临床特征

临床表现通常是先天性的，但由于没有明显的外部特征，所以往往在患者童年以后才能做出诊断。一个已发表的病例的综述显示，在视网膜动静脉畸形的患者中颅内动静脉畸形的发生率是 30%[110]。相反地，在颅内动静脉畸形的患者中仅有约 8% 会出现视网膜动静脉畸形(图 9.11)[110]。

9.7.4.1 视网膜动静脉畸形

视网膜动静脉畸形的眼底表现是显著的从视盘延伸到周边视网膜的扩张和迂曲的视网膜血管。也有报道，对于确诊为 Wyburn-Mason 综合征的患者，其眼眶内出现类似的动静脉畸形，可伴或不伴有视网膜改变[111]。视网膜动静脉畸形的临床表现在其他章节有详细描述(第 3 章)。

9.7.4.2 颅内动静脉畸形

在视交叉区域的颅内动静脉畸形可引起神经眼科表现[112]。患者在 20 或 30 岁的年龄段会出现急性颅脑或蛛网膜下腔出血的症状和体征，如严重的头痛、颈项强直和意识丧失。

先天性视网膜颅脑颜面部血管畸形的患者和那些仅有单纯的视网膜病变，不伴有

表 9.11 Wyburn-Mason 综合征的临床表现

累及器官	临床表现
中枢神经系统	葡萄状血管瘤
视网膜	葡萄状血管瘤
眼眶	葡萄状血管瘤

颅脑和颜面部血管畸形的患者之间有明显的区别。眼底大部分区域广泛的视网膜血管畸形更经常发生在有视网膜和脑动静脉畸形的患者。相反地，局部视网膜动静脉畸形发生在所有仅有单纯视网膜病变而没有脑或面部畸形的患者，而在先天性视网膜颅脑颜面部血管畸形的患者中很少发生。因此，视网膜动静脉内瘘患者应早期进行颅脑和眼眶的神经影像学检查，以排除颅内动静脉畸形[113]。

9.7.5 诊断性评估

视网膜动静脉畸形的诊断根本上依赖于临床表现，FFA 检查可以用于记录血管的形态。颅内动静脉畸形最好是通过 MRI 或动脉造影检测(图 9.6)。

9.7.6 治疗

视网膜血管畸形通常对任何治疗均不敏感。与颅内动静脉畸形有出血倾向不同，视网膜动静脉畸形不出血。如果出现新生血管性青光眼，可予以对症治疗。因为颅内动静脉畸形位于中脑，所以手术通常不能治愈。血管栓塞术对部分病例有效。

9.7.7 预后

有时视网膜血管畸形可导致血管阻塞[114]，和视网膜缺血伴有进展的新生血管性青光眼[115]。中脑血管瘤引起的出血可能是致命的。

9.8 视网膜海绵状血管瘤

9.8.1 引言

视网膜海绵状血管瘤是一种罕见的良性血管性肿瘤。临床上，确认有两种形式:散

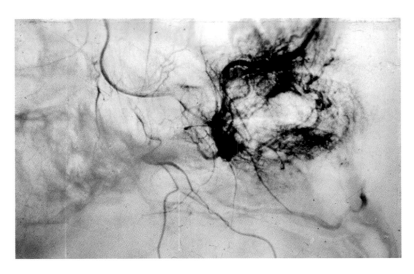

图 9.6　颅内动静脉畸形的动脉造影检查。

发性和综合征[116]。视网膜海绵状血管瘤可能和颅脑海绵状血管畸形(cerebral cavernous malformations, CCM)相关,作为一种常染色体显性遗传综合征, 具有高外显率和多态性[117,118]。有学者建议,颅脑海绵状血管瘤综合征应属于神经-眼皮肤(斑痣病)综合征,但是颅脑和皮肤血管瘤的关联是不一致的[116]。

9.8.2　遗传学特征

CCM 存在遗传异质性。CCM1 是由染色体 7q21~22 上的 *KRIT1* 基因突变引起;CCM2 是由于 *malcavernin* 基因突变引起;CCM3 是由基因 *PDCD10* 基因突变引起[119,120]。

9.8.3　发病机制

海绵状血管瘤被认为是先天性错构瘤, 是由扩张的多个薄壁扩大的血管腔及其表面神经胶质增生组成[116]。管壁内衬正常的血管内皮细胞——这就解释了没有渗漏的原因[121]。

9.8.4　临床特征

所有诊断为视网膜海绵状血管瘤的患者均应该接受详细的神经影像学检查,即使他们没有症状,因为他们可能同时存在颅脑血管瘤[112]。诊断家族性 CCM 要求最少两位家族成员有海绵状血管瘤的组织病理学或影像学证据。

9.8.4.1 视网膜海绵状血管瘤

视网膜病变表现为葡萄串样的血性囊腔。视网膜海绵状血管瘤的临床表现在其他章节详细描述(第 3 章)。

9.8.4.2 颅脑海绵状血管畸形

CCM 可累及中枢神经系统的任何区域,但幕上区域相对幕下区域更常受累[123]。病变偶尔可侵犯脊髓。癫痫发作、出血和进行性局灶性神经功能缺损是常见的临床表现。

9.8.5　诊断性评估

视网膜海绵状血管瘤的眼底特征和FFA 检查表现是特异性的(第 3 章)。MRI 检查是中枢神经系统的海绵状血管瘤的最佳直观检查,既往出血病例表现为一个中央增强的核心和一个暗环(图 9.7)。因为这些病

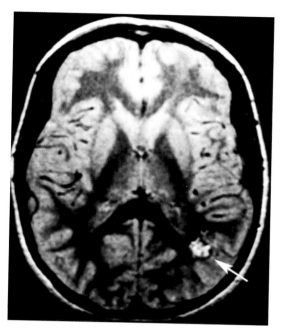

图 9.7　中枢神经系统的皮质海绵状血管瘤既往有出血，在 MRI 检查中表现为一个中央增强的核心，并且周边围绕着一个暗环(箭头)。

变来源于静脉，所以它们不能通过眼底荧光血管造影检测。对于 CCM1，可以通过基因检测诊断。

9.8.6　治疗

目前没有有效的治疗方法，虽然在一些病例中已尝试进行激光光凝治疗[116]。对于颅内海绵状血管瘤，可以根据病灶的位置和其他因素，通过观察、手术切除或伽玛刀治疗来进行管理[124]。

9.8.7　预后

一般情况下，视网膜海绵状血管瘤是不进展的。自发性血栓形成和玻璃体积血是罕见的并发症[116]。中枢神经系统的海绵状血管瘤每年有 0.25%~5%的风险会发生有临床意义的出血[124]。

9.9　皮脂腺痣综合征

9.9.1　引言

皮脂腺痣综合征(Jadassohn 报道)[125]，又称为 Schimmelpenning-Feuerstein-Mims 综合征[126,127]，是一种具有明显临床表现的疾病，属于表皮痣综合征谱(Solomon 报道)[128]，症状包括皮肤的皮脂腺痣和皮肤外表现[129]。

9.9.2　遗传学特征

皮脂腺痣综合征是一种散发性疾病。

9.9.3　发病机制

皮脂腺痣这一术语用于强调表皮及其附属器(皮脂腺、汗腺和毛囊)构成的皮肤错构瘤(器官样痣)，并用于区别典型的黑色素痣[130,131]。

9.9.4　临床特征

除了突出皮肤受累，皮脂腺痣综合征的常见表现包括神经和眼部的表现。

9.9.4.1　皮肤表现

最常见的皮肤病变是头部和颈部的不规则线性病变，伴有脱发(图 9.8a)。器官样

表 9.12　皮脂腺痣综合征的临床表现

器官	临床表现
神经系统	癫痫发作，智力障碍，大脑结构缺陷
眼球	结膜/角膜/外层巩膜迷芽瘤
	眼睑缺损
	脉络膜视网膜缺损
	视神经缺损、凹陷、发育不全
	巩膜内软骨化/骨化
皮肤	中线线状痣、脱发、皮脂腺、基底/鳞状细胞癌

痣的年龄相关的三个阶段已经被报道[132]。在婴儿期,由于皮脂腺不发达,皮肤出现萎缩。在第二阶段,青春期可以观察到过度发育的皮脂腺,临床表现为腺体肥大和皮脂腺乳头状瘤。在成年期,在器官样痣的区域内有形成良性和恶性皮肤肿瘤,如皮脂腺腺瘤和基底细胞癌的倾向[133]。

9.9.4.2 眼部表现

大约40%的病例可观察到眼部病变,合并眼球迷芽瘤和缺损是最常见的表现[134]。角膜缘迷芽瘤可以是单纯的或者混杂的,通常性质是皮样囊肿和脂质皮样囊肿(图9.8b)[135,136]。眼底检查可以发现缺损、视盘异常或提示巩膜内软骨的表现(图9.8c)[137]。因软骨骨化而引起的巩膜内钙化也可以被观察到[137,138]。其他一些不常见的眼部异常被发现,并作为皮脂腺痣综合征的一部分也有报道[137,138]。

9.9.4.3 神经系统表现

智力障碍和癫痫发作是皮脂腺痣综合征最常见的神经系统表现。

9.9.4.4 其他表现

皮脂腺痣综合征可偶尔发现骨骼畸形、心血管缺陷和泌尿生殖系统缺陷,这说明该病是一种多系统疾病[129]。

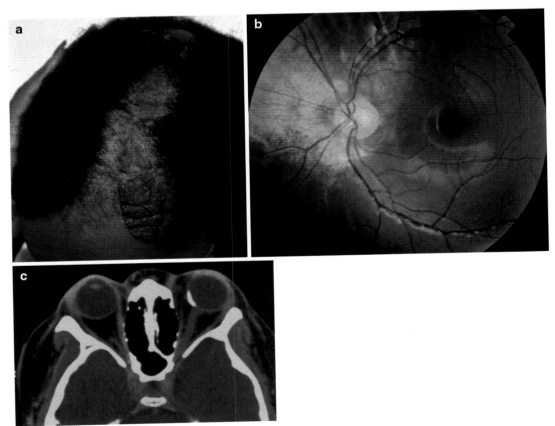

图9.8 皮脂腺痣综合征的特征性表现。(a)面部和头皮的皮脂腺痣。(b)鼻上象限的黄橙色巩膜迷芽瘤。(c) CT表现为左眼鼻侧板样病灶呈骨密度影。(Reproduced with permission from Traboulsi et al.[138])

9.9.5　诊断性评估

皮脂腺痣综合征主要通过临床表现来诊断,并适当辅助影像学研究支持,如颅脑MRI。巩膜内软骨化/骨化的眼部表现可以通过超声检查或 CT 发现。皮肤活检可以明确含有附件组织的痣的组织性质。如果怀疑特定器官累及,则需要通过其他的诊断学研究方法来确定。

9.9.6　治疗

眼睑和巩膜迷芽瘤可通过手术切除,并通过角膜移植术、屈光矫正和弱视治疗来最大限度地保留视力[139]。器官样痣为美容矫正而应该手术切除,而且应终身观察以预防恶变的风险[140]。

9.9.7　预后

对于存在角膜缘迷芽瘤、脉络膜缺损和视盘异常的病例,其视力预后通常是保守的。皮脂腺痣综合征的发生率取决于智力障碍和癫痫发作的神经系统表现。在长期随访中,器官样痣恶变的风险约为 20%[133]。

9.10　共济失调性毛细血管扩张症

9.10.1　引言

1941 年,Madame Louis-Bar 报道了一例进行性小脑共济失调和眼皮肤毛细血管扩张的男孩病例[141]。1958 年,Boder 和 Sedgwick 提出了共济失调性毛细血管扩张症(ataxia telangiectasia, AT)这一术语,当时他们报道了 7 例家族性进行性小脑共济失调伴眼皮肤毛细血管扩张和窦肺感染的病例[142]。直到后来才报道了该病的其他临床表现,如淋巴恶性肿瘤和免疫功能紊乱[143]。

9.10.2　遗传学特征

AT 的遗传方式为常染色体隐性遗传。引起 AT 的基因定位在常染色体 11q22~23[144]。虽然最少已经明确了 5 组互补基因组,但连锁研究未能显示连锁异质性。目前认为,互补基因组可能代表不同的基因突变或者使 AT 基因群分隔在 11q22.3 区域内[145]。

9.10.3　发病机制

AT 基因的一个区域与磷酸肌醇-3 激酶介导的细胞生长信号具有同源性。另一个区域与调节细胞周期的 *RAD3* 和 *MEC1* 具有同源性,这就解释了 AT 的临床表现多样性[146]。

9.10.4　临床特征

AT 在活产婴儿中的发病率约为 3/1 000 000。在美国白种人中,AT 基因突变的最小概率预计为 0.0 017[147]。尽管一些学者将 AT 归为斑痣病,但该病与其他斑痣病的相似性有限,因为该病缺乏显性遗传和全身多发性错构瘤的倾向。

AT 是一种发生在儿童时期的神经组织退化性疾病,具有与免疫功能紊乱相关的神经系统、眼部和皮肤表现。除了早衰、染色体不稳定性外,对电离辐射超敏感性也是这种疾病的重要表现(表 9.13)[148]。

9.10.4.1 小脑共济失调

在儿童早期进行性小脑共济失调是 AT 的特征性表现,并且在所有的病例中均存在[149]。大部分患者到 2 岁时出现躯干性共济失调,而且几乎所有的神经系统症状在 6 岁之前就出现了。其他相关的神经系统症状包括手足舞蹈抽动症、构音障碍、面部肌张

表 9.13　共济失调性毛细血管扩张症的常见表现

临床表现	实验室检查结果
进行性小脑共济失调	2 岁以后血清甲胎蛋白升高
眼皮肤毛细血管扩张	血清癌胚抗原升高
脸部皮肤张力减退	血清抗体滴度降低（IgA、IgG2、IgE）
眼球运动障碍	自发的染色体断裂或重排（体外研究）
胸腺发育不良 反复发作的肺部感染 肿瘤易感性 内分泌异常 早衰改变	电离辐射敏感度升高

力减退和眼球运动障碍。动眼运动不能伴小脑性眼球运动障碍高度提示 AT[150]。

9.10.4.2 毛细血管扩张

毛细血管扩张比共济失调出现得晚，通常在 6 岁时出现，部分病例可能不出现毛细血管扩张的表现。毛细血管扩张累及球结膜和手臂、颈部、肩部的皮肤。

9.10.4.3 其他表现

AT 的其他特征性表现是胸腺发育不良、反复发作的肺部感染、肿瘤易感性、内分泌异常和早衰[151]。在成年早期患者中，罹患淋巴瘤或白血病的概率约 15%，是普通人群发病率的 1000 倍[152]。

9.10.5　诊断性评估

AT 的诊断主要依据临床表现。实验室证据包括 2 岁后血清甲胎蛋白升高、血清癌胚抗原升高和血清抗体滴度降低（IgA、IgG2、IgE）。淋巴细胞的体外研究表明，自发

性染色体断裂和重排，培养的成纤维细胞对电离辐射敏感性升高。现在有可能在 80% 以上的 AT 患者中鉴定引起疾病的基因突变，包括产前基因筛查[145,153]。

9.10.6　治疗

AT 患者由于免疫功能紊乱而容易出现反复呼吸道感染，因此，他们需要相当长时间的随访。AT 相关的恶性肿瘤，如淋巴瘤和白血病需要修改化疗和放疗剂量，因其对辐射的高敏感性和化疗引起的 DNA 损伤[151,154]。

9.10.7　预后

AT 是一种预后差的进展性疾病[155]。约 1/3 的患者在 15 岁时死亡，很少有患者能活到 30 岁以上[156]。

近期发现共济失调性毛细血管扩张样综合征（ATLD）是由 MRE11 中纯合子基因突变引起，该基因也参与了双交联 DNA 断裂的细胞修复反应。ATLD 的眼部表现尚未进行系统描述。继发于纯合子 W210C MRE11 基因突变的 ATLD 患者常发生没有头冲的扫视功能障碍和集合功能异常。一些年龄大一些的患者，在眼球跟随运动和前庭眼反射中出现眼球震颤异常。眼球运动控制系统随着时间推移变得越来越差。AT 患者的眼部表现在 ATLD 患者中并没有观察到，包括结膜血管扩张、头冲和显斜视[157]。

9.11　神经皮肤黑变病

神经皮肤黑变病（neurocutaneous melanosis, NCM）是一种非家族的斑痣性错构瘤病（母斑病），临床表现为多量且大的

先天性皮肤色素痣，并合并脑膜黑色素沉着或黑素瘤(图 9.9)[158]。罕见病例有眼部异常，如已报道的葡萄膜缺损样病变[159]。

9.12　色素血管性斑痣性错构瘤病

1947 年,Ota 报道了几例发生在日本人中的兼有血管和黑色素痣的病例——色素血管性斑痣性错构瘤病(phakomatosis pigmentovascularis，PPV)[160]。目前已知有 5 种类型的 PPV,最近试图将它们重新归类为 3 个亚型[161]。PPV 可发生与 Sturge-Weber 综合征或 Klippel-Trenaunay-Weber 综合征相关的全身表现。眼部的症状可以各种各样,包括先天性青光眼、虹膜的乳头状隆凸、眼皮肤黑素细胞增多症,甚至脉络膜黑色素瘤(图 9.10)[162]。

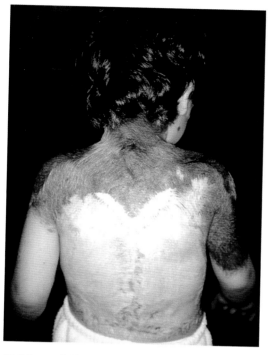

图 9.9　一位神经皮肤黑变病患者躯干的大片皮肤黑色素细胞痣。(Reproduced with permission from Kiratli and Sahin[159])

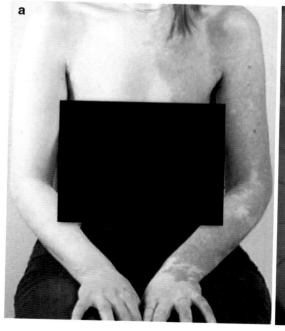
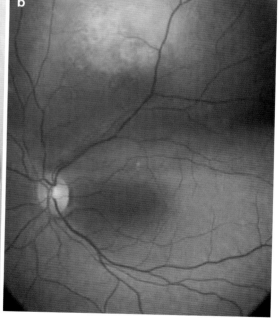

图 9.10　(a)广泛的鲜红斑痣,分布于中线一侧在胸部和腹部分离。(b)眼底照片显示脉络膜色素沉着(眼黑变病)与脉络膜黑色素瘤。(Reproduced with permission from Tran and Zografos[162])

9.13　颅内海绵状血管瘤(海绵状血管瘤)

颅内海绵状血管瘤是神经外科中一种不常见的病变,偶然可以看到破裂病例。近期,随着神经外科技术和微生物学的发展进步,我们对颅内海绵状血管瘤的治疗和分子生物学发病机制有了更多的认识。目前也有很多关于该病管理方面的争论,包括患者面临的危险因素、切除手术的重要性和治疗方式的选择。

对于有临床意义的出血,最常被提及的危险因素,除了家族史外,就是既往有出血史。另一个已发现的重要危险因素是有怀孕意向的年轻女性。孕妇的激素水平使得内皮细胞增殖,可能在相当程度上增加出血的风险。

这些病变的临床表现是高度可变的,从神经影像学检查时偶然发现到致命性出血后尸体解剖的发现。海绵状血管瘤的最常见临床症状是癫痫发作,随后局灶性神经功能缺损、急性出血和头痛。

因为这些病变边界清晰、低流量的供养动脉以及与静脉引流的自由沟通,使得海绵状血管瘤切除术相对较简单。神经外科医生在手术切除海绵状血管瘤时,注意要避免切除相关的静脉血管瘤——它提供了解剖学上无序但生理学上必需的引流,而切除可能会诱发静脉性脑梗死。位于大脑深部的病灶较难切除,这对于临床神经外科医生来说是一个挑战。通过立体定向引导显微手术切除病变已经取得了极好的效果[124]。

(许根贵 译 郑永征 校)

参考文献

1. Van der Hoeve J. The Doyne Memorial Lecture. Eye symptoms in phakomatoses. Trans Ophthalmol Soc UK. 1932;52:380–401.
2. Riccardi VM. Neurofibromatosis: phenotype, natural history, and pathogenesis. 2nd ed. Baltimore: Johns Hopkins University Press; 1992.
3. Recklinghausen F. Ueber die multiplen Fibrome der Haut und ihre Beziehung zu den multiplen Neuromen. Berlin: August Hirschwald; 1882.
4. Ruggieri M. The different forms of neurofibromatosis. Childs Nerv Syst. 1999;15(6–7):295–308.
5. Gutmann DH. Recent insights into neurofibromatosis type 1: clear genetic progress. Arch Neurol. 1998; 55(6):778–80.
6. Huson SM, Compston DA, Clark P, Harper PS. A genetic study of von Recklinghausen neurofibromatosis in south east Wales. I. Prevalence, fitness, mutation rate, and effect of parental transmission on severity. J Med Genet. 1989;26(11):704–11.
7. Jadayel D, Fain P, Upadhyaya M. Paternal origin of new mutations in von Recklinghausen neurofibromatosis. Nature. 1990;343:558–9.
8. Kayes LM, Burke W, Riccardi VM, et al. Deletions spanning the neurofibromatosis 1 gene: identification and phenotype of five patients. Am J Hum Genet. 1994;54:424–36.
9. Messiaen LM, Callens T, Mortier G, et al. Exhaustive mutation analysis of the NF1 gene allows identification of 95% of mutations and reveals high frequency of unusual splicing defects. Hum Mutat. 2000;15: 541–55.
10. Cichowski K, Jacks T. NF1 tumor suppressor gene function: narrowing the GAP. Cell. 2001;104(4): 593–604.
11. Kluwe L, Friedrich R, Mautner VF. Loss of NF 1 allele in Schwann cells but not in fibroblasts derived from an NF1-associated neurofibroma. Genes Chromosomes Cancer. 1999;24:283–5.
12. Friedman JM. Epidemiology of neurofibromatosis type 1. Am J Med Genet. 1999;89(1):1–6.
13. Conference NIoHCD. Neurofibromatosis: conference statement. Arch Neurol. 1988;45:575–8.
14. Lewis RA, Riccardi VM. Von Recklinghausen neurofibromatosis. Incidence of iris hamartomata. Ophthalmology. 1981;88(4):348–54.
15. Destro M, D'Amico DJ, Gragoudas ES. Retinal manifestations of neurofibromatosis. Arch Ophthalmol. 1991;109:662–6.
16. Lisch K. Ueber Beteiligung der Augen, insbesondere das Vorkommen von Irisknotchen bei der Neurofibromatose (Recklinghausen). Z Augenheilkd. 1937;93:137–43.
17. Singh AD, Karl Lisch MD. Remembered. July 24,1907-February 5,1999. Ophthalmic Genet. 2000; 21:129–31.

18. Ragge NK, Falk RE, Cohen WE, Murphree AL. Images of Lisch nodules across the spectrum. Eye. 1993;7(Pt 1):95–101.

19. Ragge NK. Clinical and genetic patterns of neurofibromatosis 1 and 2. Br J Ophthalmol. 1993;77(10):662–72.

20. Lewis RA, Gerson LP, Axelson KA, et al. von Recklinghausen neurofibromatosis. II. Incidence of optic gliomata. Ophthalmology. 1984;91(8):929–35.

21. Imes RK, Hoyt WF. Magnetic resonance imaging signs of optic nerve gliomas in neurofibromatosis 1. Am J Ophthalmol. 1991;111:729–34.

22. Edward DP, Morales J, Bouhenni RA, et al. Congenital ectropion uvea and mechanisms of glaucoma in neurofibromatosis type 1: new insights. Ophthalmology. 2012;119(7):1485–94.

23. Oystreck DT, Morales J, Chaudhry I, et al. Visual loss in orbitofacial neurofibromatosis type 1. Ophthalmology. 2012;119(10):2168–73.

24. DeBella K, Poskitt K, Szudek J, Friedman JM. Use of "unidentified bright objects" on MRI for diagnosis of neurofibromatosis 1 in children. Neurology. 2000;54(8):1646–51.

25. Johnson NS, Saal HM, Lovell AM, Schorry EK. Social and emotional problems in children with neurofibromatosis type 1: evidence and proposed interventions. J Pediatr. 1999;134(6):767–72.

26. Poyhonen M, Niemela S, Herva R. Risk of malignancy and death in neurofibromatosis. Arch Pathol Lab Med. 1997;121(2):139–43.

27. Evans DG, Huson SM, Donnai D, et al. A genetic study of type 2 neurofibromatosis in the United Kingdom. I. Prevalence, mutation rate, fitness, and confirmation of maternal transmission effect on severity. J Med Genet. 1992;29(12):841–6.

28. Evans DG, Trueman L, Wallace A, et al. Genotype/phenotype correlations in type 2 neurofibromatosis (NF2): evidence for more severe disease associated with truncating mutations. J Med Genet. 1998;35(6):450–5.

29. Ruttledge MH, Andermann AA, Phelan CM, et al. Type of mutation in the neurofibromatosis type 2 gene (NF2) frequently determines severity of disease. Am J Hum Genet. 1996;59(2):331–42.

30. Trofatter JA, MacCollin MM, Rutter JL, et al. A novel moesin-, ezrin-, radixin-like gene is a candidate for the neurofibromatosis 2 tumor suppressor. Cell. 1993;72(5):791–800.

31. Hovens CM, Kaye AH. The tumour suppressor protein NF2/merlin: the puzzle continues. J Clin Neurosci. 2001;8(1):4–7.

32. Antinheimo J, Sankila R, Carpen O, et al. Population-based analysis of sporadic and type 2 neurofibromatosis-associated meningiomas and schwannomas. Neurology. 2000;54(1):71–6.

33. Ragge NK, Baser ME, Klein J, et al. Ocular abnormalities in neurofibromatosis 2. Am J Ophthalmol. 1995;120(5):634–41.

34. Bouzas EA, Freidlin V, Parry DM, et al. Lens opacities in neurofibromatosis 2: further significant correlations. Br J Ophthalmol. 1993;77(6):354–7.

35. Evans DG, Huson SM, Donnai D, et al. A clinical study of type 2 neurofibromatosis. Q J Med. 1992;84(304):603–18.

36. Kaye LD, Rothner AD, Beauchamp GR, et al. Ocular findings associated with neurofibromatosis type II. Ophthalmology. 1992;99(9):1424–9.

37. Landau K, Yasargil GM. Ocular fundus in neurofibromatosis type 2. Br J Ophthalmol. 1993;77(10):646–9.

38. Meyers SM, Gutman FA, Kaye LD, Rothner AD. Retinal changes associated with neurofibromatosis 2. Trans Am Ophthalmol Soc. 1995;93:245–52. discussion 52–7.

39. Font RL, Moura RA, Shetlar DJ, et al. Combined hamartoma of sensory retina and retinal pigment epithelium. Retina. 1989;9(4):302–11.

40. Sisk RA, Berrocal AM, Schefler AC, et al. Epiretinal membranes indicate a severe phenotype of neurofibromatosis type 2. Retina. 2010;30(4 Suppl):S51–8.

41. Saeed SR, Woolford TJ, Ramsden RT, Lye RH. Magnetic resonance imaging: a cost-effective first line investigation in the detection of vestibular schwannomas. Br J Neurosurg. 1995;9(4):497–503.

42. Bance M, Ramsden RT. Management of neurofibromatosis type 2. Ear Nose Throat J. 1999;78(2):91–4, 6.

43. Evans DG, Lye R, Neary W, et al. Probability of bilateral disease in people presenting with a unilateral vestibular schwannoma. J Neurol Neurosurg Psychiatry. 1999;66(6):764–7.

44. Von Hippel E. Uber eine sehr self seltene Erkrankung der Netzhaut. Albrecht von Graefes Arch Ophthal. 1904;59:83–106.

45. Lindau A. Studien ber Kleinbirncysten Bau. Pathogenese und Beziehungen zur Angiomatosis Retinae. Acta Pathol Microbiol Scand. 1926;3 Suppl 1:1–28.

46. Melmon KL, Rosen SW. Lindau's disease. Am J Med. 1964;36:595–617.

47. Maher ER, Yates JR, Harries R, et al. Clinical features and natural history of von Hippel-Lindau disease. Q J Med. 1990;77(283):1151–63.

48. Moore AT, Maher ER, Rosen P, et al. Ophthalmological screening for von Hippel-Lindau disease. Eye. 1991;5(Pt 6):723–8.

49. Choyke PL, Glenn GM, Walther MM, et al. von Hippel-Lindau disease: genetic, clinical, and imaging features. Radiology. 1995;194(3):629–42.

50. Stolle C, Glenn G, Zbar B, et al. Improved detection of germline mutations in the von Hippel-Lindau disease tumor suppressor gene. Hum Mutat. 1998;12(6):417–23.

51. Singh AD, Ahmad NN, Shields CL, Shields JA. Solitary retinal capillary hemangioma: lack of genetic evidence for von Hippel-Lindau disease. Ophthalmic Genet. 2002;23(1):21–7.

52. Research NACfHG. Statement on use of DNA testing for presymptomatic identification of cancer risk. JAMA. 1994;271:785.

53. Kaelin WG, Iliopoulos O, Lonergan KM, Ohh M. Functions of the von Hippel-Lindau tumour suppressor protein. J Intern Med. 1998;243(6):535–9.

54. Chan CC, Vortmeyer AO, Chew EY, et al. VHL gene deletion and enhanced VEGF gene expression detected in the stromal cells of retinal angioma. Arch Ophthalmol. 1999;117(5):625–30.

55. Maher ER, Kaelin WG. Jr. von Hippel-Lindau disease. Medicine. 1997;76(6):381–91.

56. Chen F, Slife L, Kishida T, et al. Genotype-phenotype correlation in von Hippel-Lindau disease: identification of a mutation associated with VHL type 2A. J Med Genet. 1996;33(8):716–7.

57. Zbar B, Kishida T, Chen F, et al. Germline mutations in the Von Hippel-Lindau disease (VHL) gene in families from North America, Europe, and Japan. Hum Mutat. 1996;8(4):348–57.

58. Webster AR, Maher ER, Bird AC, et al. A clinical and molecular genetic analysis of solitary ocular angioma. Ophthalmology. 1999;106(3):623–9.

59. Singh AD, Shields CL, Shields JA. von Hippel-Lindau disease. Surv Ophthalmol. 2001;46(2):117–42.

60. Singh A, Shields J, Shields C. Solitary retinal capillary hemangioma: hereditary (von Hippel-Lindau disease) or nonhereditary? Arch Ophthalmol. 2001;119(2): 232–4.

61. Wong WT, Agron E, Coleman HR, et al. Clinical characterization of retinal capillary hemangioblastomas in a large population of patients with von Hippel-Lindau disease. Ophthalmology. 2008;115(1):181–8.

62. Filling-Katz MR, Choyke PL, Oldfield E, et al. Central nervous system involvement in Von Hippel-Lindau disease. Neurology. 1991;41(1):41–6.

63. Frantzen C, Kruizinga RC, van Asselt SJ, et al. Pregnancy-related hemangioblastoma progression and complications in von Hippel-Lindau disease. Neurology. 2012;79(8):793–6.

64. Richard S, Chavveau D, Chretien Y, et al. Renal lesions and pheochromocytoma in Von Hippel-Lindau disease. Adv Nephrol. 1994;23:1–27.

65. Megerian CA, McKenna MJ, Nuss RC, et al. Endolymphatic sac tumors: histopathologic confirmation, clinical characterization, and implication in Von Hippel-Lindau disease. Laryngoscope. 1995;105: 801–8.

66. Wong WT, Chew EY. Ocular von Hippel-Lindau disease: clinical update and emerging treatments. Curr Opin Ophthalmol. 2008;19(3):213–7.

67. Dahr SS, Cusick M, Rodriguez-Coleman H, et al. Intravitreal anti-vascular endothelial growth factor therapy with pegaptanib for advanced von Hippel-Lindau disease of the retina. Retina. 2007;27(2):150–8.

68. Gomez MR. History of the tuberous sclerosis complex. Brain Dev. 1995;17(Suppl):55–7.

69. Kwiatkowski DJ, Short MP. Tuberous sclerosis. Arch Dermatol. 1994;130(3):348–54.

70. van Slegtenhorst M, de Hoogt R, Hermans C, et al. Identification of the tuberous sclerosis gene TSC1 on chromosome 9q34. Science. 1997;277(5327):805–8.

71. Anonymous. Identification and characterization of the tuberous sclerosis gene on chromosome 16. The European Chromosome 16 Tuberous Sclerosis Consortium. Cell. 1993;75(7):1305–15.

72. Jones AC, Shyamsundar MM, Thomas MW, et al. Comprehensive mutation analysis of TSC1 and TSC2-and phenotypic correlations in 150 families with tuberous sclerosis. Am J Hum Genet. 1999;64(5): 1305–15.

73. Catania MG, Mischel PS, Vinters HV. Hamartin and tuberin interaction with the G2/M cyclin-dependent kinase CDK1 and its regulatory cyclins A and B. J Neuropathol Exp Neurol. 2001;60(7): 711–23.

74. Shepherd CW, Beard CM, Gomez MR, et al. Tuberous sclerosis complex in Olmsted County, Minnesota, 1950–1989. Arch Neurol. 1991;48(4):400–1.

75. Webb DW, Fryer AE, Osborne JP. On the incidence of fits and mental retardation in tuberous sclerosis. J Med Genet. 1991;28(6):395–7.

76. Jones AC, Daniells CE, Snell RG, et al. Molecular genetic and phenotypic analysis reveals differences between TSC1 and TSC2 associated familial and sporadic tuberous sclerosis. Hum Mol Genet. 1997; 6(12):2155–61.

77. Dabora SL, Jozwiak S, Franz DN, et al. Mutational analysis in a cohort of 224 tuberous sclerosis patients indicates increased severity of TSC2, compared with TSC1, disease in multiple organs. Am J Hum Genet. 2001;68(1):64–80.

78. Robertson DM. Ophthalmic manifestations of tuberous sclerosis. Ann N Y Acad Sci. 1991;615:17–25.

79. Rowley SA, O'Callaghan FJ, Osborne JP. Ophthalmic manifestations of tuberous sclerosis: a population based study. Br J Ophthalmol. 2001;85(4): 420–3.

80. Goodman M, Lamm SH, Engel A, et al. Cortical tuber count: a biomarker indicating neurologic severity of tuberous sclerosis complex. J Child Neurol. 1997; 12(2):85–90.

81. Jozwiak S, Schwartz RA, Janniger CK, et al. Skin lesions in children with tuberous sclerosis complex: their prevalence, natural course, and diagnostic significance. Int J Dermatol. 1998;37(12): 911–7.

82. Webb DW, Clarke A, Fryer A, Osborne JP. The cutaneous features of tuberous sclerosis: a population study. Br J Dermatol. 1996;135(1):1–5.

83. van Baal JG, Fleury P, Brummelkamp WH. Tuberous sclerosis and the relation with renal angiomyolipoma. A genetic study on the clinical aspects. Clin Genet. 1989;35(3):167–73.

84. Seki I, Singh AD, Longo S. Pathological case of the month: congenital cardiac rhabdomyoma. Arch Pediatr Adolesc Med. 1996;150:877–8.

85. Roach ES, Gomez MR, Northrup H. Tuberous sclerosis complex consensus conference: revised clinical diagnostic criteria. J Child Neurol. 1998;13(12): 624–8.

86. Roach ES, DiMario FJ, Kandt RS, Northrup H. Tuberous Sclerosis Consensus Conference: recommendations for diagnostic evaluation. National Tuberous Sclerosis Association. J Child Neurol. 1999;14(6):401–7.

87. Aronow ME, Nakagawa JA, Gupta A, et al. Tuberous sclerosis complex: genotype/phenotype correlation of retinal findings. Ophthalmology. 2012;119(9): 1917–23.

88. Mennel S, Meyer CH, Peter S, et al. Current treatment modalities for exudative retinal hamartomas secondary to tuberous sclerosis: review of the literature. Acta Ophthalmol Scand. 2007;85(2):127–32.

89. Sturge WA. A case of partial epilepsy apparently due to lesion of one of the vasomotor centers of the brain. Trans Clin Soc Lond. 1879;12:162–7.

90. Weber FP. Right-sided hemihypertrophy resulting from right-sided congenital spastic hemiplegia with a morbid condition of the left side of the brain revealed by radiogram. J Neurol Psychopathol. 1922;37:301–11.

91. Comi AM, Fischer R, Kossoff EH. Encephalofacial angiomatosis sparing the occipital lobe and without facial nevus: on the spectrum of Sturge-Weber syndrome variants? J Child Neurol. 2003; 18(1):35–8.

92. Di Rocco C, Tamburrini G. Sturge-Weber syndrome. Child's nervous system. Childs Nerv Syst. 2006;22(8):909–21.

93. Sullivan TJ, Clarke MP, Morin JD. The ocular manifestations of the Sturge-Weber syndrome. J Pediatr Ophthalmol Strabismus. 1992;29(6):349–56.

94. Phelps CD. The pathogenesis of glaucoma in Sturge-Weber syndrome. Ophthalmology. 1978;85(3): 276–86.

95. van Emelen C, Goethals M, Dralands L, Casteels I. Treatment of glaucoma in children with Sturge-Weber syndrome. J Pediatr Ophthalmol Strabismus. 2000;37(1):29–34.

96. Sujansky E, Conradi S. Outcome of Sturge-Weber syndrome in 52 adults. Am J Med Genet. 1995; 57(1):35–45.

97. Kramer U, Kahana E, Shorer Z, Ben-Zeev B. Outcome of infants with unilateral Sturge-Weber syndrome and early onset seizures. Dev Med Child Neurol. 2000;42(11):756–9.

98. Tallman B, Tan OT, Morelli JG, et al. Location of port-wine stains and the likelihood of ophthalmic and/or central nervous system complications. Pediatrics. 1991;87(3):323–7.

99. Marti-Bonmati L, Menor F, Poyatos C, Cortina H. Diagnosis of Sturge-Weber syndrome: comparison of the efficacy of CT and MR imaging in 14 cases. AJR Am J Roentgenol. 1992;158(4):867–71.

100. Mandal AK. Primary combined trabeculotomy-trabeculectomy for early-onset glaucoma in Sturge-Weber syndrome. Ophthalmology. 1999;106(8): 1621–7.

101. Budenz DL, Sakamoto D, Eliezer R, et al. Two-staged Baerveldt glaucoma implant for childhood glaucoma associated with Sturge-Weber syndrome. Ophthalmology. 2000;107(11):2105–10.

102. Schilling H, Sauerwein W, Lommatzsch A, et al. Long-term results after low dose ocular irradiation for choroidal haemangiomas. Br J Ophthalmol. 1997;81(4):267–73.

103. Zografos L, Egger E, Bercher L, et al. Proton beam irradiation of choroidal hemangiomas. Am J Ophthalmol. 1998;126(2):261–8.

104. Arzimanoglou AA, Andermann F, Aicardi J, et al. Sturge-Weber syndrome: indications and results of surgery in 20 patients. Neurology. 2000;55(10):1472–9.

105. Bains HS, Cirino AC, Ticho BH, Jampol LM. Photodynamic therapy using verteporfin for a diffuse choroidal hemangioma in Sturge-Weber syndrome. Retina. 2004;24(1):152–5.

106. Singh AD, Rundle PA, Vardy SJ, Rennie IG. Photodynamic therapy of choroidal haemangioma associated with Sturge-Weber syndrome. Eye. 2005;19(3):365–7.

107. Tsipursky MS, Golchet PR, Jampol LM. Photodynamic therapy of choroidal hemangioma in sturge-weber syndrome, with a review of treatments for diffuse and circumscribed choroidal hemangiomas. Surv Ophthalmol. 2011;56(1):68–85.

108. Wyburn-Mason R. Arteriovenous aneurysm of midbrain and retina, facial nevi and mental changes. Brain Dev. 1943;66:163–203.

109. Muthukumar N, Sundaralingam MP. Retinocephalic vascular malformation: case report. Br J Neurosurg. 1998;12(5):458–60.

110. Theron J, Newton TH, Hoyt WF. Unilateral retinocephalic vascular malformations. Neuroradiology. 1974;7:185.

111. Ponce FA, Han PP, Spetzler RF, et al. Associated arteriovenous malformation of the orbit and brain: a case of Wyburn-Mason syndrome without retinal involvement. Case report. J Neurosurg. 2001;95(2):346–9.

112. Hopen G, Smith JL, Hoff JT, Quencer R. The Wyburn-Mason syndrome. Concomitant chiasmal and fundus vascular malformations. J Clin Neuroophthalmol. 1983;3(1):53–62.

113. Schmidt D, Pache M, Schumacher M. The congenital unilateral retinocephalic vascular malformation syndrome (bonnet-dechaume-blanc syndrome or wyburn-mason syndrome): review of the literature. Surv Ophthalmol. 2008;53(3):227–49.

114. Shah GK, Shields JA, Lanning RC. Branch retinal vein obstruction secondary to retinal arteriovenous communication. Am J Ophthalmol. 1998;126(3): 446–8.

115. Effron L, Zakov ZN, Tomsak RL. Neovascular glaucoma as a complication of the Wyburn-Mason syndrome. J Clin Neuroophthalmol. 1985;5(2):95–8.

116. Gass JD. Cavernous hemangioma of the retina. A neuro-oculocutaneous syndrome. Am J Ophthalmol. 1971;71(4):799–814.

117. Dobyns WB, Michels VV, Groover RV, et al. Familial cavernous malformations of the central nervous system and retina. Ann Neurol. 1987;21(6): 578–83.

118. Goldberg RE, Pheasant TR, Shields JA. Cavernous hemangioma of the retina. A four-generation pedigree with neurocutaneous manifestations and an example of bilateral retinal involvement. Arch Ophthalmol. 1979;97(12):2321–4.

119. Davenport WJ, Siegel AM, Dichgans J, et al. CCM1 gene mutations in families segregating cerebral cavernous malformations. Neurology. 2001;56(4): 540–3.

120. Couteulx SL, Brezin AP, Fontaine B, et al. A novel KRIT1/CCM1 truncating mutation in a patient with cerebral and retinal cavernous angiomas. Arch Ophthalmol. 2002;120(2):217–8.

121. Messmer E, Font RL, Laqua H, et al. Cavernous hemangioma of the retina. Immunohistochemical and ultrastructural observations. Arch Ophthalmol. 1984;102(3):413–8.

122. Dellemijn PL, Vanneste JA. Cavernous angiomatosis of the central nervous system: usefulness of screening the family. Acta Neurol Scand. 1993;88(4):259–63.

123. Siegel AM. Familial cavernous angioma: an unknown, known disease. Acta Neurol Scand. 1998;98(6):369–71.

124. Raychaudhuri R, Batjer HH, Awad IA. Intracranial cavernous angioma: a practical review of clinical and biological aspects. Surg Neurol. 2005;63(4):319–28. discussion 28.

125. Jadassohn J. Bemerkungen zur Histologie der systematisirten Naevi und uber 'Talgdrusen-Naevi'. Arch Dermatol Syphilis. 1885;33:355–94.

126. Schimmelpenning GW. Clinical contribution to symptomatology of phacomatosis. Fortschr Geb Rontgenstr Nuklearmed. 1957;87(6):716–20.

127. Feuerstein RC, Mims LC. Linear nevus sebaceous with convulsions and mental retardation. Am J Dis Child. 1962;104:675–9.

128. Solomon LM, Fretzin DF, Dewald RL. The epidermal nevus syndrome. Arch Dermatol. 1968;97(3): 273–85.

129. Vujevich JJ, Mancini AJ. The epidermal nevus syndromes: multisystem disorders. J Am Acad Dermatol. 2004;50(6):957–61.

130. Solomon LM, Esterly NB. Epidermal and other congenital organoid nevi. Curr Probl Pediatr. 1975; 6(1):1–56.

131. Sugarman JL. Epidermal nevus syndromes. Semin Cutan Med Surg. 2004;23(2):145–57.

132. Mehregan AH, Pinkus H. Life history of organoid nevi. Special reference to nevus sebaceus of Jadassohn. Arch Dermatol. 1965;91:574–88.

133. Domingo J, Helwig EB. Malignant neoplasms associated with nevus sebaceus of Jadassohn. J Am Acad Dermatol. 1979;1(6):545–56.

134. Grebe TA, Rimsza ME, Richter SF, et al. Further delineation of the epidermal nevus syndrome: two cases with new findings and literature review. Am J Med Genet. 1993;47(1):24–30.

135. Pe'er J, Ilsar M. Epibulbar complex choristoma associated with nevus sebaceus. Arch Ophthalmol. 1995;113(10):1301–4.

136. Duncan JL, Golabi M, Fredrick DR, et al. Complex limbal choristomas in linear nevus sebaceous syndrome. Ophthalmology. 1998;105(8):1459–65.

137. Shields JA, Shields CL, Eagle Jr RC, et al. Ocular manifestations of the organoid nevus syndrome. Ophthalmology. 1997;104(3):549–57.

138. Traboulsi EI, Zin A, Massicotte SJ, et al. Posterior scleral choristoma in the organoid nevus syndrome (linear nevus sebaceus of Jadassohn). Ophthalmology. 1999;106(11):2126–30.

139. Wagner RS, Facciani JM. Organoid nevus syndrome: manifestations and management. J Pediatr Ophthalmol Strabismus. 2003;40(3):137–41. quiz 56–7.

140. Margulis A, Bauer BS, Corcoran JF. Surgical management of the cutaneous manifestations of linear nevus sebaceus syndrome. Plast Reconstr Surg. 2003;111(3):1043–50.

141. Louis-Bar D. Sur un syndrome progressif comprenant des telangiectasies capillaires cutanees et conjonctivales symetriques, a disposition naevoide et des trobles cerebelleux. Confin Neurol. 1941; 4:32.

142. Boder E, Sedgwick RP. Ataxia-Telangiectasia: a familial syndrome of progressive cerebellar ataxia, oculocutaneous telangiectasia and frequent pulmonary infections. Pediatrics. 1958;21: 526–54.

143. Boder E. Ataxia-telangiectasia: some historic, clinical and pathologic observations. Birth Defects Orig Artic Ser. 1975;11(1):255–70.

144. Savitsky K, Bar-Shira A, Gilad S, et al. A single ataxia telangiectasia gene with a product similar to PI-3 kinase. Science. 1995;268(5218): 1749–53.

145. Gatti RA, Peterson KL, Novak J, et al. Prenatal genotyping of ataxia-telangiectasia. Lancet. 1993; 342(8867):376.

146. Kastan MB. Ataxia-telangiectasia- broad implications for a rare disorder. N Engl J Med. 1995; 333(10):662–3.

147. Swift M, Chase CL, Morrell D. Cancer predisposition of ataxia-telangiectasia heterozygotes. Cancer Genet Cytogenet. 1990;46(1):21–7.

148. Boder E. Ataxia-telangiectasia: an overview. Kroc Found Ser. 1985;19:1–63.

149. Bundey S. Clinical and genetic features of ataxia-telangiectasia. Int J Radiat Biol. 1994;66(6 Suppl): S23–9.

150. Stell R, Bronstein AM, Plant GT, Harding AE. Ataxia telangiectasia: a reappraisal of the ocular motor features and their value in the diagnosis of atypical cases. Mov Disord. 1989;4(4):320–9.

151. Gatti RA. Ataxia-telangiectasia. Dermatol Clin. 1995;13(1):1–6.

152. Taylor AM, Metcalfe JA, Thick J, Mak YF. Leukemia and lymphoma in ataxia telangiectasia. Blood. 1996;87(2):423–38.

153. Laake K, Jansen L, Hahnemann JM, et al. Characterization of ATM mutations in 41 Nordic families with ataxia telangiectasia. Hum Mutat. 2000;16(3):232–46.

154. Seidemann K, Henze G, Beck JD, et al. Non-Hodgkin's lymphoma in pediatric patients with chromosomal breakage syndromes (AT and NBS): experience from the BFM trials. Ann Oncol. 2000;11 Suppl 1:141–5.

155. Woods CG, Taylor AM. Ataxia telangiectasia in the British Isles: the clinical and laboratory features of 70 affected individuals. Q J Med. 1992;82(298):169–79.
156. Ersoy F, Berkel AI, Sanal O, Oktay H. Twenty-year follow-up of 160 patients with ataxia-telangiectasia. Turk J Pediatr. 1991;33(4):205–15.
157. Khan AO, Oystreck DT, Koenig M, Salih MA. Ophthalmic features of ataxia telangiectasia-like disorder. J AAPOS. 2008;12(2):186–9.
158. Makkar HS, Frieden IJ. Neurocutaneous melanosis. Semin Cutan Med Surg. 2004;23(2):138–44.
159. Kiratli H, Sahin A. Fundus features of a case of neurocutaneous melanosis. Ophthalmic Genet. 2004;25(4):271–6.
160. Ota M, Kawamura T, Ito N. Phakomatosis pigmentovascularis. Ota Jpn J Dermatol. 1947;52:1–3.
161. Happle R. Phacomatosis pigmentovascularis revisited and reclassified. Arch Dermatol. 2005;141(3):385–8.
162. Tran HV, Zografos L. Primary choroidal melanoma in phakomatosis pigmentovascularis IIa. Ophthalmology. 2005;112(7):1232–5.

第 10 章

眼部副肿瘤性疾病

Robert Jack Courtney，Rishi P. Singh，Mary Beth Aronow，Arun D. Singh

10.1 引言

    副肿瘤性疾病被定义为综合征，其对终末器官的影响并非由肿块直接作用或远处转移所致。相反,是对原发性肿瘤的自身免疫性反应引起的终末器官病变和功能障碍。副肿瘤性疾病可以发生在原发性恶性肿瘤诊断之前、诊断时或确诊之后,且在极少的案例中,原发性恶性肿瘤可能永远不会被发现。

　　眼部副肿瘤性疾病涵括的临床表现范围广泛,可以从色觉异常到完全失明。由于抗肿瘤药物的毒性、营养缺乏和机会性感染,癌症也可以远程影响眼部结构。根据上述情况,眼部副肿瘤性疾病的诊断很复杂。此外,因眼部副肿瘤性疾病鲜少发生,其临床表现难以发现。并且,没有足够的流行病学数据来估计其发病率或患病率。这章总结了最常见的眼部副肿瘤性疾病的显著特点,如癌症相关性视网膜病变(cancer-associated retinopathy, CAR)、黑色素瘤相关性视网膜病变(melanoma-associated retinopathy,MAR)、副肿瘤性卵黄样视网膜病变、双侧弥漫性葡萄膜黑色素细胞增殖(bilateral diffuse uveal melanocytic proliferation, BDUMP)、副肿瘤性视神经病变(paraneoplastic optic neuropathy, PON)和以阵挛为表现的副肿瘤性眼疾病(表 10.1)。

10.2　癌症相关性视网膜病变

10.2.1　引言

　　Sawyer 等在 1976 年首次报道了一系列的 3 个小细胞肺癌患者(small-cell lung cancer, SCLC)在癌症远端发生了光感受器变性[1]。虽然癌症相关性视网膜病变(CAR)最常见与 SCLC 相关, 但 CAR 也和血液科恶性疾

表 10.1　副肿瘤性视网膜病变的临床特点

特征	CAR	MAR	BDUMP
症状	双眼视力丧失 阳性的视觉症状 夜盲症	几乎正常视力 正常色觉 正常的中心视野	严重视力丧失 皮肤/黏膜的局灶性病变 黑色素瘤细胞增殖
眼底检查	血管变细 脉络膜萎缩 视盘萎缩	大多数有正常外观。很少有视网膜血管变细、色素上皮细胞改变和玻璃细胞	葡萄膜黑色素瘤增加 渗出性视网膜脱离
视野改变 ERG 发现 相关的恶性肿瘤	中心/旁中心视野缺损 暗反应和光反应下降 肺癌(小细胞) 妇科肿瘤 乳腺癌	旁中心视野缺损 "负"ERG 皮肤黑色素瘤	中心/旁中心视野缺损 暗反应和光反应下降 小细胞癌和其他
抗体	抗恢复蛋白 抗烯醇化酶 抗 -65-kDA 热休克蛋白 70	视杆"on"细胞	没有
预后	进展为严重视力丧失	进展为严重视力丧失	进展为严重的视力丧失

CAR:癌症相关性视网膜病变;MAR:黑色素瘤相关性视网膜病变;BDUMP:双侧弥漫性葡萄膜黑色素细胞增殖。

病,妇科和乳腺癌症,不常见的非小细胞肺癌,喉、膀胱、甲状腺、前列腺、结肠和肝脏的癌症,胸腺瘤和朗格罕细胞组织细胞增生症相关[2-7]。尽管改善了对这种疾病的认识,并扩大了与疾病相关的评估,但是对于 CAR 基本的发病机制和治疗仍然有许多方面需要进一步地探索。

10.2.2　病因及发病机制

目前认为副肿瘤性视网膜病变是一种自身免疫性病变：在一个发展中的肿瘤内,抗原的表达刺激免疫系统,与视网膜内具有相似或相同的抗原发生交叉反应,导致视网膜变性。恢复蛋白(recoverin)是第一个被鉴定的抗原,被 Thirkill 及其同事报道作为特异性抗原[8,9]。自从它被发现之后,约 20 个不同的抗原被发现,但是恢复蛋白和 α-烯醇化酶被研究得最为透彻[10,11]。

恢复蛋白已经被证实在许多癌症细胞株里异常表达,也被认为在细胞增殖中发挥作用[12]。肿瘤表达的恢复蛋白被认为是抗原,而抗恢复蛋白抗体通常在各种癌症患者中被发现[13,14]。在大鼠模型中,恢复蛋白的系统调控已被发现,它可导致免疫反应和随后的视网膜变性[15]。而且大鼠玻璃体内注射抗恢复蛋白抗体也显示导致了视网膜变性[16]。有趣的是,从静脉给小鼠注射的抗恢复蛋白抗体不能穿过血-视网膜屏障,无视网膜变性的发生[17]。血管内皮生长因子被研究认为是一种可以改变血-视网膜屏障的潜在介质,虽然它的作用尚不清楚[18]。看来,细胞免疫系统可以提供诱导抗体相关的损害必需的额外成分。Maeda 及其同事报道了在小鼠模型中,除与恢复蛋白的免疫反应外,细胞毒性 T 淋巴细胞抗原 4 通路的抑制作用（从而阻断 T 细胞活化的抑制作用）对于产生 CAR 样的视网膜变性

是必要的[19]。

在光感受器中,恢复蛋白的功能是通过控制视紫红质磷酸化和一个钙离子依赖的去磷酸化,从而实现明暗的调控[20]。虽然抗恢复蛋白抗体到达视网膜的确切机制尚有待阐明,但抗恢复蛋白抗体通过细胞凋亡介导视光感受器变性已经明确。一旦内化到视网膜细胞,抗恢复蛋白抗体可以导致细胞内钙增高和线粒体 caspas-3 和 caspas-9 活性增加,驱动细胞凋亡,最终引起视网膜变性[21,22]。抗恢复蛋白调节视网膜变性被认为是副肿瘤性视网膜病变的一种模型,可见肿瘤表达一个抗原导致自身抗体交叉反应,外加一个相关的 T 细胞反应,最终触发细胞凋亡通路而引起视网膜变性。

10.2.3　临床特征

10.2.3.1 症状

CAR 常常以在几周到几个月内出现无痛性视力下降为特点,常常伴有早期近视力下降的主诉和阳性的视觉症状, 如闪光感(图 10.1)。虽然有许多重叠,但潜在的抗原可能可以预测一个独特的症状。抗恢复蛋白相关的视网膜病变的症状反映广泛的视网膜功能障碍,包括夜盲症、闪光感、周边和旁中心暗点,除此之外,抗烯醇化酶视网膜病变可能更常引起昼盲症、色觉异常、闪光感和各种中心视野缺损[23]。

10.2.3.2 体征

在发病的早期,眼睛看起来可能完全正常。在 CAR 病例中,除了虹膜炎外,眼前节的表现鲜有报道。以眼后节表现为主,包括视网膜血管变细、视网膜脉络膜萎缩和视神经萎缩。玻璃体炎、静脉周围炎和动脉鞘出现在疾病晚期[24]。

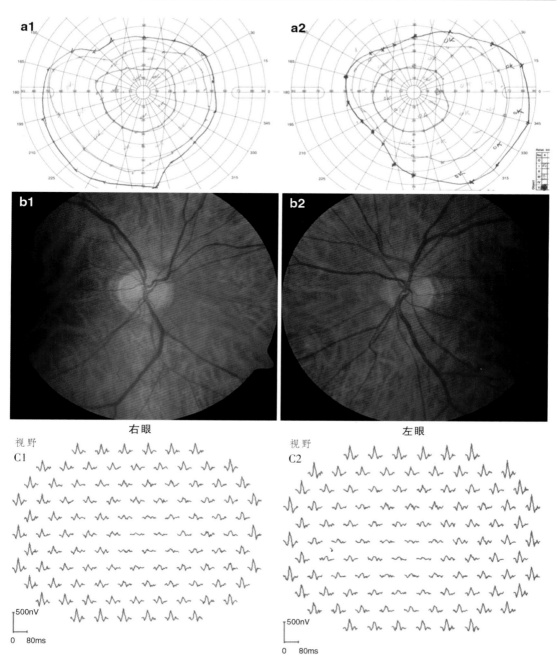

图 10.1　61 岁的白人男性,因双眼进行性视力下降约 1 年余而就诊。在他有主诉之前 1 个月曾就诊于一个眼科医生,被告知他的视网膜血管有轻微的鞘膜,但是没有前葡萄膜炎或者玻璃体炎。既往有明显的哮喘病史,曾有疝修复和鼻窦手术病史,他否认糖尿病、已知的恶性肿瘤病史或自身免疫性疾病史。(a)眼部检查,右眼最佳矫正视力 20/80 和左眼 20/40。双眼眼压 19mmHg,且瞳孔等大,没有相对传入性瞳孔障碍,双眼眼球运动各方向运动到位,Goldmann 视野检查显示双眼周边视野压陷 1~4 个视标。(b)散瞳眼底检查示视网膜小动脉略变细,但是不是非常明显。(c)在眼底检查中没有发现明显的鞘膜。多焦 ERG 显示双眼中央 a 波和 b 波严重衰减。血清抗视网膜抗体检测表明存在抗 α-烯醇化酶抗体,免疫组织化学显示有内核层的染色。这个患者被诊断为可能的癌症相关性视网膜病变。进一步检查发现存在周围型肺结节,活检显示印戒细胞癌。(Courtesy Martin Heur MD and Gregory S. Kosmorsky MD)

10.2.4 诊断性评估

采用 Goldmann 或者 Humphrey 视野检查、Farnsworth 色觉测定和视网膜电图(ERG)评估视网膜功能对确立诊断是非常重要的。视野检查能够发现各种缺损,如中心、旁中央或弓形/环形暗点和广泛的视野缺损。但是,最常见的表现是中心 20°视野内的压陷[25]。ERG 检查有助于确定诊断(图 10.2)。CAR 典型的 ERG 图所见包括明视觉和暗反应的抑制[26],但是那些丢失的轮廓可能与潜在的抗体相对应:在抗恢复蛋白视网膜病变中表现为弥散的视锥视杆细胞丢失,在抗烯醇化酶视网膜病变中更多表现为中央视锥细胞丢失[23]。

对疑似 CAR 患者的另一关键评估方法是血清检测抗视网膜抗体,这可以在商业或学术实验室中进行。不幸的是,血清抗体检测不仅在实验室之间缺乏标准化,而且患者自身抗体也存在异质性。不是所有疑似 CAR 的患者均有特异性的抗视网膜抗体,而且有相当数量的非肿瘤相关性自身免疫性视网膜病变患者也存在抗视网膜抗体[27]。此外,一些患者可能有多种抗体,引起病变的抗体不一定能够识别[27]。发现抗恢复蛋白抗体应高度怀疑恶性肿瘤,因为一些研究表明恢复蛋白和 CAR 有密切的关系[27],虽然已有报道某些特定形式的视网膜色素变性可能存在抗恢复蛋白[28]。最后,抗视网膜抗体也可能存在正常人群中[27]。

CAR 的视网膜成像可能是正常或非特异性的。视网膜静脉的渗漏和血管周围窗样

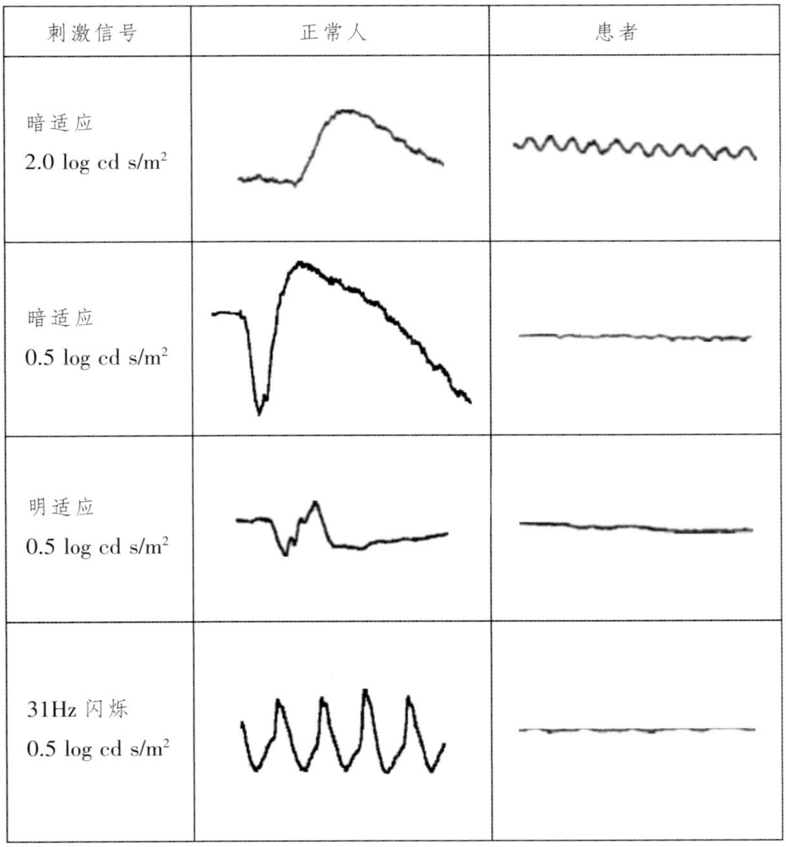

刺激信号	正常人	患者
暗适应 2.0 log cd s/m²		
暗适应 0.5 log cd s/m²		
明适应 0.5 log cd s/m²		
31Hz 闪烁 0.5 log cd s/m²		

图 10.2 67 岁的老年男性患者,既往有肺癌病史,双眼视物有光晕。正常人和患者的电生理记录。将患者两只眼的反应记录平均到一起。患者 ERG 反应熄灭提示癌症相关性视网膜病变。(Courtesy Neal Peachey PhD, Cleveland, Ohio)

缺损已经在眼底荧光血管造影中被报道[29]。因视力急剧下降被发现的 CAR 患者，时域 OCT 检查显示黄斑变薄主要与内层高反射层的缺失有关，然而并没有关于抗视网膜抗体的研究报道[30]。在一系列有自身免疫性视网膜病变的患者中，包括 CAR，OCT 再次证明黄斑局限性变薄，主要是由于外层视网膜的缺失以及 IS/OS 连接的中断，但一些患者的神经纤维层仅轻微变薄[31]。

10.2.5　鉴别诊断

CAR 需与其他副肿瘤性眼部疾病，包括黑色素瘤相关性视网膜病变、副肿瘤性视神经病变、非副肿瘤性自身免疫性视网膜病变、遗传性视网膜疾病和其他原因引起的视网膜变性相鉴别。此外，原发癌所致的浸润或前部缺血性视神经病变必须排除。前部视路也可能受化疗药物如长春新碱的影响，在没有眼底表现时，可能被错误地怀疑为视神经病变。

10.2.6　治疗

尽管多种治疗方法已经被研究，包括类固醇、免疫调节、静脉注射免疫球蛋白、血浆置换和钙通道阻滞剂，然而对 CAR 治疗后的视力改善——如果有，一般是中等的，且往往是暂时的。早期诊断是至关重要的，因为一旦感光细胞变性开始，治疗充其量只可能是稳定视力。抗视网膜抗体滴度在指导治疗中可能是有用的，因为一些学者已经报道了成功治疗的案例，应用滴度升高作为治疗恢复的指标[27,32]。不幸的是，原发肿瘤的治疗已显示对 CAR 没有效果，包括采用化疗、放疗和原发肿瘤的局部切除[2]。

静脉注射大剂量甲泼尼龙和口服少于普通剂量的类固醇通常是治疗此病的一线治疗方法，不论是单独应用还是联合全身免疫调节剂治疗。Ferreyra 及其同事报道了在一系列 CAR 患者中，采用泼尼松、硫唑嘌呤和环孢素 A 联合治疗的方案进行治疗，能够提高视力或扩大视野[33]。在一个小型案例系列中，静脉注射免疫球蛋白成功地改善了视力或视野[34]。采用阿仑单抗治疗成功保持视力和采用利妥昔单抗治疗成功提高视力的个案已被报道[35,36]。此外，一例 CAR 患者通过采用血浆取出联合全身类固醇激素被成功地治疗[37]。虽然细胞内钙的增加已经与 CAR 的发病机制有密切关联，动物实验模型已表明钙通道阻断剂是有效的，但是在人体实验中还没有成功的报道[38]。然而，普遍认为全身治疗是必需的，对于部分患者局部治疗，无论是玻璃体内注射或 Tenon 囊下注射类固醇激素可能是有益的[33,39]。

10.2.7　预后

CAR 的视力预后一般很差。如果不治疗，视力可能恶化为光感或无光感。一项回顾性研究发现，所有患者中有 47%发生视力严重恶化（低于 20/200）[25]。

10.3　黑色素瘤相关性视网膜病变

10.3.1　引言

1984 年，Gass 首次报道了一例确诊为转移性皮肤黑色素瘤的患者发生远部眼部疾病的病例，报道示患者有急性视力丧失、葡萄膜炎和大片的脉络膜色素脱失[40]。当 Berson 在 1988 年报道这种夜盲症是一种副肿瘤性现象时，MAR 作为一种独特的临床疾病最终被命名[41]。该综合征以夜盲、闪光感和在转移性黑色素瘤的患者检查中发现不显著的或萎缩性眼底改变以及特征性的 ERG 表现为特征。不同于 CAR 可在潜在的恶性肿瘤被诊断之前或之后被诊断出来，MAR 几乎总是在转移性疾病已经显而易见时被诊断出来。回顾已经发表的文献中关于 MAR 病例，只有 2 个患者在诊断何种黑色素瘤之前被发现，6 个患者在发现转移灶之前被发现[2]。

10.3.2　病因及发病机制

与 CAR 类似，MAR 患者有抗肿瘤抗原的抗体，它与视网膜细胞上的抗原发生交叉反应，最常见的靶位是视杆双极细胞[42]。同 CAR 一样，许多抗体已经被确认，包括 S-视紫红质蛋白、恢复蛋白、a-烯醇化酶、醛缩酶 A、醛缩酶 C、视紫质等[43,44]。最近，抗双极细胞上的 TRPM1 阳离子通道的特异性自身抗体已经被报道[45]。这种双极细胞和 Muller 细胞的选择性破坏产生一个负向的暗适应反应，在电生理学称为"负 ERG"[26]。副肿瘤性卵黄样黄斑病变与抗 RPE 抗体有密切关系，但是其他学者基于单一的组织病理学报告提出，该表现可能与亚临床型脉络膜转移有关[46,47]。

10.3.3　临床特征

绝大多数 MAR 患者是男性，最常诊断为皮肤黑色素瘤，虽然它也可能发生脉络膜或睫状体黑色素瘤[44,48]。相反，副肿瘤性卵黄样视网膜病变是没有性别差异的，患病率相同，近 1/3 是以葡萄膜黑色素瘤为原发[49]。

10.3.3.1 症状

MAR 的临床特点和其他副肿瘤性视网膜病变相似。患者典型的主诉有闪光感、闪烁的闪光幻视、外周性暗点、急性发作性夜盲、缓慢进行性视力丧失[48,50]。副肿瘤性卵黄样视网膜病变患者有相似的症状[49]。亚临床 MAR 可以通过 ERG、视野和暗适应计发现，似乎

比之前怀疑皮肤黑色素瘤的患者更常见[51]。

10.3.3.2 体征

据报道，典型的 MAR 患者有近乎正常的视力、色觉和中心视野，与有更为严重的视觉改变的 CAR 患者表现不同[50]。少数 MAR 患者有眼底改变。在 34 例确诊 MAR 患者的系列研究中报道，44% 的患者眼底表现正常，30% 有血管变细，28% 有 RPE 改变。30% 的患者有玻璃体细胞，23% 有视盘苍白[50,52]。副肿瘤性卵黄样视网膜病变的眼底表现是特征性的，表现为大的、圆形、白色到黄色的视网膜下沉着物，主要影响黄斑，可能出现浅的浆液性视网膜脱离区[53]。

10.3.4　诊断性评估

和其他副肿瘤性视网膜病变一样，初步的诊断性评估应该包括 Goldmann 或 Humphrey 视野检查、Farnsworth 色觉测定和 ERG。视野检查能显示周边视野地形图的中周部缺损。MAR 的典型 ERG 异常包括 b 波缺失或下降，甚至在暗适应后出现 a 波[48]。皮肤恶性黑色素瘤阳性病史和针对人类视杆双极细胞的循环抗体有助于诊断（图 10.3）。

10.3.5 鉴别诊断

MAR 必须与有负电位 ERG 的类似临床表现的疾病相鉴别，如先天性静止性夜盲（CSNB）、先天性视网膜劈裂症和非缺血性视网膜中央静脉阻塞[54]。用干扰素对黑色素瘤进行全身治疗也可能引起视网膜病变，但是根据视网膜出血和棉絮斑的特征很容易进行鉴别[55]。而眼部的病史和检查能够帮助区分部分这些疾病，ERG 和血清抗体检测的辅助检查可明确诊断。先天性静止性夜盲能够通过 ERG 与 MAR 相鉴别，因为在先天性静止性夜盲中存在典型的蓝

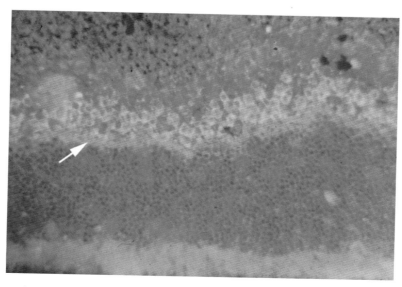

图 10.3　男性,64 岁,主诉双眼闪光感、夜视障碍和周边视野缩小 3 个月。最近他已经被诊断为上颌窦恶性黑色素瘤。双眼矫正视力是 20/20。双眼前节和眼底检查是正常的。视网膜电图显示从暗适应检测到明亮的闪光环境下,b 波振幅明显降低。使用患者的血清和 IgG 抗体在未固定的人类视网膜冰冻切片上进行间接免疫荧光法检测。异硫氰酸荧光素标记的抗人类 IgG 和 IgM 被作为第二抗体。可看见一个弱的但被特异性标记的双极细胞(箭头)。在接下来的 12 个月内患者的视觉状态保持稳定,直到他死于转移性疾病。(Reproduced with permission from Singh et al.[95])

色视锥细胞。副肿瘤性卵黄样视网膜病变可能被误诊为卵黄状黄斑营养不良、视网膜营养不良/感光细胞营养不良和原田综合征。

10.3.6　治疗

疾病治疗的关键就是早期诊断,因为 MAR 可引起不可逆的双极细胞和 Muller 细胞的损害。正如 CAR,没有治疗的规范。然而,对于肿瘤细胞减灭术有较多的关注,可以采取转移灶切除术,或者化疗和放疗的方法[56]。静脉注射免疫球蛋白也经常被应用,常和放射、血浆置换和类固醇激素的原发肿瘤细胞减灭术联合应用[50,57,58]。尽管泼尼松可能减少视网膜下积液,而相应的改善视力[46],但只有个别的治疗副肿瘤性卵黄样视网膜病变的报道。不幸的是,治疗结果往往很不显著。一篇文献中的荟萃分析显示,只有 4% 的 MAR 患者治疗后有视力的提高或者眼底病

变的改善[2]。

10.3.7　预后

MAR 视力下降是进行性的,因为在病程后期可以见到视网膜功能的减退。对 34 名 MAR 患者进行的回顾性研究发现,只有 10 名患者的视力维持在 20/60 之上,其余患者的视力均明显下降[50]。

10.4　副肿瘤性卵黄样视网膜病变

10.4.1　引言

最近,一个与视网膜色素上皮和视网膜神经上皮脱离相关的 MAR 样视网膜病变的病例被报道,尽管这类疾病可能实际上已经被 Gass 提出[52,59-64]。2001 年,Borkowski 等报

道了两个不寻常的眼底特征的 MAR 样综合征案例[52]。第一个病例在 RPE 水平可见椭圆形、白色的病变，而第二个病例在后极部和中周部可见分散的、边界清楚的萎缩性病变[52]。其他研究团队也已经报道了有多发浆液性视网膜和 RPE 脱离的 MAR 样的病例[59,61,64,65]。2005 年，Sotodeh 等报道了两例有浆液性黄斑脱离的 MAR 样视网膜病变和三例有小的、黄色、曲线状的卵黄样病变的病例[63]。这个团队首先命名了副肿瘤性卵黄样视网膜病变。从那时起，其他学者也报道了相似的有多发浆液性视网膜脱离的副肿瘤性卵黄样视网膜病变的病例。

10.4.2 病因及发病机制

抗碳酸杆酶 Ⅱ（carbonic anhydrase Ⅱ，CA Ⅱ）自身抗体能够以剂量依赖的方式抑制 CA Ⅱ 的催化活性，破坏 CA Ⅱ 细胞的功能，进而诱导细胞损伤。这将导致细胞内 pH 值下降和细胞内钙增加，最终导致视网膜细胞存活率降低[66]。抗 ON 双极细胞 TRPM1 通道的自身抗体可引起异常的突触传递，这似乎是引起副肿瘤性卵黄样视网膜病变的主要机制。

10.4.3 临床特征

10.4.3.1 症状

男性和女性受同样的影响。大多数患者有转移性皮肤黑色素瘤，而不到 1/3 的患者有转移性葡萄膜黑色素瘤。大部分患者主诉有一定程度的视力下降、夜盲和闪光感。

10.4.3.2 体征

双眼后极部和中周部散在多发的黄白色病变，可以观察到这些病变是扁平的、边界清楚，且位于视网膜深层（图 10.4）。

10.4.4 诊断性评估

视野测试已经取得了从正常到中心暗点的不同结果[60,63]。在 Farnsworth D-15 色觉测定中，色觉检查可以显示沿着蓝色轴的误差[60]。在暗适应和明适应 ERG 检查中，a 波和 b 波的振幅均下降是很常见的。EOG 可以显示 Arden 比值病理性降低或正常[49,60]。

据报道，通过免疫印迹试验或者免疫组织化学法证实的视网膜自身抗体最常见针对的是双极细胞、碳酸酐酶 Ⅱ、感光细胞间维生素 A 类结合蛋白（IRBP）、bestrophin、α-烯醇化酶、髓鞘碱性蛋白、视杆细胞外节蛋白和视网膜 ON 双极细胞的瞬时受体电位 M1 阳离子通道（表 10.2）[67]。

10.4.5 治疗

目前还没有已知的有效治疗方法。在这类疾病中，免疫抑制治疗的作用还未知[33]。

10.4.6 预后

大多数患者在诊断后的几个月内死于转移性疾病[49]。

10.5 双侧弥漫性葡萄膜黑色素细胞增殖（副肿瘤性黑色素细胞增殖）

10.5.1 引言

双侧弥漫性葡萄膜黑色素细胞增生（BDUMP）是一种罕见的副肿瘤性疾病，在有全身性癌的患者中可引起双侧无痛性视力下降，伴有弥漫性脉络膜增厚和眼底色素改变。其由 Machemer 在 1966 年第一次提出[68]，随后 Barr 在 1982 年提出[69]，已发表的病例约 30 个[70,71]。通常原发癌在本病发生时

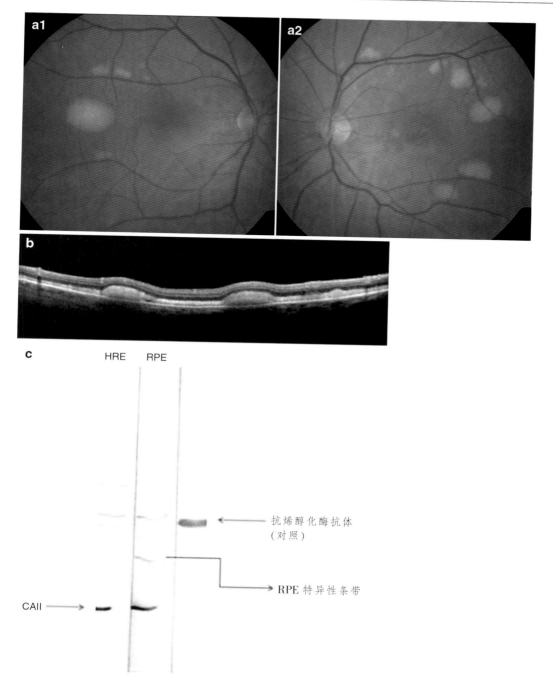

图 10.4　(a1,a2)80 岁男性皮肤转移性黑色素瘤患者,副肿瘤性卵黄样视网膜病变的眼底表现(a1,右眼;a2,左眼)。(b)频域 OCT 显示了所有视网膜层的高分辨率成像,并证实了这些病变位于外核层和 RPE 之间的深层视网膜。(c)患者血清采用免疫印迹方法检测抗人视网膜蛋白和抗人 RPE 蛋白,结果显示血清中有高滴度的针对视网膜和 RPE 中的碳酸酐酶 II(CAII)的视网膜自身抗体。(待续)

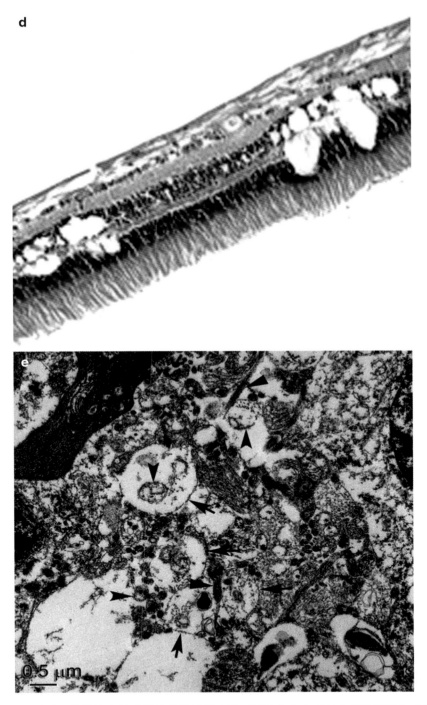

图 10.4(续) (d)死后显微镜检查显示局灶性视网膜水肿(星号)和在内核层中细胞核消失,可能没有双极细胞保存(HE 染色,原始放大率×200)。(e)透射电子显微镜显示内核层的横截面揭示了自身抗体的靶向损伤。恶化迹象包括叠丝(三角箭头)、空泡/吞噬体(箭头)和线粒体(凹三角箭头)。(Reproduced with permission from Aronow et al.[49])

表 10.2　副肿瘤性卵黄样视网膜病变的症状、眼科检查特征和针对视网膜抗原的自身抗体

病例	视力下降	夜盲/幻视	视野	色觉	ERG	EOG	自身抗体
1	−	+	未查	未查	+	未查	双极细胞
2	+	+	未查	未查	未查	未查	双极细胞
3	+	+	未查	未查	+	未查	双极细胞
4	−	+	−	未查	+	−	双极细胞,MBP
5	−	+	未查	未查	未查	未查	未查
6	−	+	未查	未查	未查	未查	未查
7	+	+	未查	未查	未查	−	未查
8	+	+	未查	未查	未查	未查	未查
9	+	−	+	未查	+	未查	ROS 蛋白
10	+	−	−	未查	−		无
11	+	+	+	+	−	+	Bestrophin, 烯醇化酶-α
12	+	+	未查	未查	−	未查	IRBP
13	−	+	−	−	+	+	CA Ⅱ（视网膜和 RPE） TRPM1（双极细胞的阳离子通道）

ERG：视网膜电流图；EOG：眼电图；MBP：髓鞘碱性蛋白；ROS：视杆细胞外节；IRBP：视黄醇类结合蛋白；CA Ⅱ：碳酸酐酶 Ⅱ；TRPM1：瞬时受体电位 M1。

是未知的,识别特征性的眼部表现提示进一步的系统检查。原发性肿瘤可能来自许多部位,但是以妇科肿瘤以及肺癌和胰腺癌为主[70],其他部位如结肠、胆囊、乳腺癌和食管也有报道[2]。

10.5.2　病因及发病机制

BDUMP 的确切发病机制仍然未知。一般认为,由原发癌的激素或其他致癌物刺激物的产生导致葡萄膜、黏膜和皮肤内原黑色素细胞的活化和增殖。组织病理学检查显示以黑色素细胞浸润为主组成的良性痣细胞在葡萄膜和皮肤中有少数的核分裂象[72]。由于黑色素细胞的增殖并不局限于葡萄膜,因此副肿瘤性黑色素细胞增殖可能更多是一个描述性的术语[72]。有趣的是,RPE 萎缩也是一个了解甚少的组成部分。有人推测,黑色素细胞增殖的代谢需求增加导致 RPE 缺

氧,而另一些学者则认为 RPE 萎缩的发生是一个单独的副肿瘤性过程[73,74]。

10.5.3　临床特征

BDUMP 综合征诊断的平均年龄是 64 岁,无性别差异[70]。卵巢癌和肺癌或胰腺癌分别是女性和男性最常见的潜在的恶性肿瘤[70]。

10.5.3.1 症状

在 1/2 的报告病例中,眼部症状出现在潜在的恶性肿瘤诊断之前。患者通常出现不明原因的、急性到亚急性的双侧视力减退（图 10.5）。

10.5.3.2 体征

全身检查可以发现局部皮肤和黏膜黑色素细胞增殖[72]。黏膜甚至可能广泛受累,有

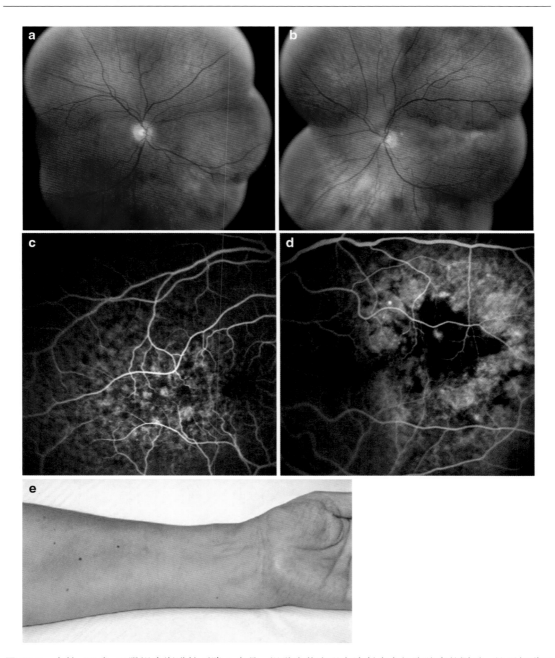

图 10.5　女性,56 岁,双眼视力渐进性下降 6 个月。视觉症状出现在诊断为大细胞肺癌的同时。她不知道已经出现了转移并接受了化疗。(A,B)右眼矫正视力为 20/40,左眼矫正视力为 20/60。眼前节检查未发现异常。眼底检查发现双眼脉络膜弥漫性增厚(A 右眼,B 左眼)。脉络膜也可见显著的黑色素沉着,伴有散在橙色色素沉着。B 超证实有脉络膜增厚。(c)眼底荧光血管造影检查显示,右眼与橙色色素分布相一致的弱荧光和多灶性斑片状强荧光。(d)左眼造影表现相同,但更为明显。(e)患者最近注意到,在过去的几个月里在她的前臂和大腿有新发色素性病变。(待续)

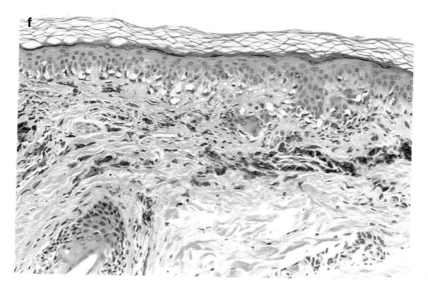

图 10.5(续) (f)一个皮肤病灶的组织病理学检查显示,在表皮基底层有局部延伸到中表皮的细胞学非典型性黑色素细胞聚集增殖。接下来的 6 个月,患者的视力状况恶化,直到她死于转移性疾病。(Reproduced with permission from Singh et al.[72])

口腔黏膜和嘴唇,阴茎和直肠的色素沉着[72]。同样,似乎获得性的皮肤色素沉着发生的部位是非特异性的,有头、颈、肩和外阴受累[70]。Gass 提出了与诊断 BDUMP 相关的 5 个主要眼部体征:①在 BDUMP 患者中发现的典型眼底表现,由视网膜色素上皮层水平多发隆起的红色圆形斑块构成;②与斑块相对应的多灶性的早期强荧光;③色素和无色素的葡萄膜黑色素瘤和葡萄膜弥漫性增厚;④同时存在渗出性视网膜脱离和⑤迅速进展的白内障[75]。其他裂隙灯检查所见可包括:前房细胞、玻璃体细胞、虹膜色素斑和睫状体肿大的体征,如上巩膜静脉扩张、浅前房和虹膜震颤。

10.5.4 诊断性评估

和其他副肿瘤性眼部疾病一样,初步诊断性评估应该包括 Goldmann 或者 Humphrey 视野检查、ERG 和色觉测定。除此之外,超声检查可能对显示周边浆液性视网膜脱离和脉络膜增厚有用,虽然这些症状有时是亚临床的[70]。ERG 研究显示无特异性的视锥视杆细胞反应降低。红色斑块的眼底自发荧光显示高自发荧光;相应的,眼底荧光血管造影

显示早期窗样缺损强荧光,这是由于局灶性的色素上皮破坏,伴有保存的脉络膜毛细血管[76]。在造影晚期,可见显著的脉络膜强荧光和斑块的弱荧光[75]。近期报道,频域 OCT 显示局灶性的 RPE 缺失,伴相邻的 RPE 增厚和黄斑部视网膜下液[76]。

10.5.5 鉴别诊断

BDUMP 应与引起多灶性或弥漫性脉络膜的细胞浸润的其他炎症性或肿瘤性疾病相鉴别。根据有或没有色素性脉络膜肿瘤可以将其分成两类。特发性葡萄膜渗漏综合征、大细胞淋巴瘤、转移性癌、白血病、多灶性和弥漫性脉络膜炎、后巩膜炎和良性反应性淋巴细胞增生,在出现多灶性色素性脉络膜肿瘤之前可能与 BDUMP 相似。葡萄膜的转移性黑色素瘤和多发性脉络膜痣可能与 BDUMP 综合征中所见的多灶性色素性脉络膜肿瘤相像。

10.5.6 治疗

此前,BDUMP 被认为是一种不可治疗的疾病。早期应用糖皮质激素和眼外放疗并

不能阻止疾病的进展[77]。同样，应用玻璃体切割术、硅油填充和全视网膜光凝术治疗以阻止 BDUMP 晚期可见的视网膜脱离都失败了[75]。尝试用玻璃体内注射抗 VEGF 治疗黄斑部视网膜下积液也没能成功[76]。最近报道了三个通过血浆去除或者血浆置换的方法稳定甚至提高了患者的视力的病例[71,78]。

10.5.7　预后

因为 BDUMP 通常的首发症状是隐匿性癌，所以早期诊断对于选择适当的初始治疗和延长生存期是很重要的。不幸的是，BDUMP 的诊断通常预示预后均不良，并且死亡通常发生在 2 年内。在 BDUMP 中没有从脉络膜病变转移的病例的报道，这可能反映了大多数患者的相对较短的生存期[70]。视力丧失是典型的表现，大多数患者只剩手动或光感[70]。

10.6　副肿瘤性视神经病变

10.6.1　引言

副肿瘤性视神经病变(PON)往往发生在小脑和脑干副肿瘤性疾病的临床谱内，尽管偶尔也单独发生[79]。这些视神经病变的最典型发生是在小细胞肺癌，但也有报道发生在非小细胞肺癌、霍奇金和非霍奇金淋巴瘤、神经母细胞瘤、支气管癌、鼻咽癌、胸腺瘤、前列腺癌、乳头状肾细胞癌，以及各种神经内分泌肿瘤[2,80-83]。

10.6.2　病因及发病机制

正如 CAR 和 MAR，抗肿瘤和抗神经元抗体的交叉反应已确定。虽然有其他抗体的报道，坍塌反应调节蛋白-5(collapsing response mediating protein-5，CRMP-5)抗体是最具特征的、最常见的[83,84]。推测与 CRMP-5 抗原反

应可能导致炎性细胞浸润、脱髓鞘，或者两者兼有的病理表现[84]。

10.6.3　临床特征

10.6.3.1 症状

神经系统症状可能出现在综合征的眼部表现之前或之后。患者呈现单侧、亚急性、无痛性视力丧失，在几周或几个月内进展，通常伴有同一只眼的病变进展。其他的眼部症状可能包括视力模糊、管状视野和闪光感。

10.6.3.2 体征

Snellen 视力表检查发现视力下降几乎普遍存在，除了视神经受累是对称的以外，患者会有相对瞳孔传入障碍。眼底检查可见一个正常的眼底和视神经、视盘苍白，或视乳头水肿以及玻璃体炎和视网膜炎[2]。除此之外，患者可以出现颅脑脊髓神经根病的神经症状，包括精神状态、颅神经、运动神经、自主神经和运动障碍[84]。

10.6.4　诊断性评估

临床上，色板和视野检查是对瞳孔传入缺陷检测的有用补充。除非合并有视网膜炎，电生理检查大部分是正常的，且有助于排除 CAR 和 MAR[85]。视觉诱发电位可能会延迟[84]。视野可能表现为一个范围的缺损，但周边视野缩小和中心暗点尤为常见[84]。脑脊液分析常常表现为轻度至中度淋巴细胞增多和蛋白水平升高，但无恶性细胞。而 CRMP-5 抗体是诊断性检查中有用的组成部分，可在血清或脑脊液中检测到，但它们并不是诊断必需的[83,84]。

10.6.5　鉴别诊断

PON 应与 CAR、急性缺血性视神经病变、

视神经的肿瘤、感染或炎性浸润,以及脱髓鞘性疾病如视神经脊髓炎和多发性硬化相鉴别。除此之外,识别由化疗药物的副作用引起的副肿瘤性视神经病变可能是一个诊断挑战。

10.6.6　治疗

采用切除、放疗和化疗联合糖皮质激素治疗潜在的恶性肿瘤可以改善视力和视野缺损[2]。有时,治疗的效果很明显,然而在另一些病例中,尽管进行了所有的治疗,视力仍在继续下降[86,87]。

10.6.7　预后

PON 的预后是相当不同的——患者可能有视觉功能的显著恢复,或留有明显的视觉丧失。事实上,伴随着潜在肿瘤的成功治疗,可能有近乎完全的视力恢复,这也就强调早期诊断的重要性[86,88-90]。

10.7　视性眼阵挛和副肿瘤性眼运动障碍

副肿瘤性眼运动障碍可能来源于小脑和脑干的病变,或者来源于直接与细胞受体相互作用的结果,如肌无力综合征。视性眼阵挛是由副肿瘤性小脑变性引起的一大组眼部疾病中的一部分。眼部表现通常是异常的,包括水平或垂直性眼震、不良共轭凝视、眼辨距不良和视性眼阵挛。由于快速眼球运动,视性眼阵挛的临床表现称之为"跳舞的眼睛"[91]。成人的肺癌和儿童的神经母细胞瘤是最常被报道的伴有视性眼阵挛的恶性肿瘤[92]。除此之外,在乳腺、卵巢和子宫的肿瘤中也有报道[91]。在小脑变性的病例中,不同于CAR 和 MAR,抗体不会出现并造成损害。相反,"杀伤 T 细胞"或细胞毒性 CD8 + T 淋巴细胞,最可能介导神经元的损伤[93]。然而,在

做出副肿瘤性视性眼阵挛诊断时,抗体检测,如抗-RI、抗-Yu 和抗-Ho,是有用的[94]。视性眼阵挛对潜在的恶性肿瘤的治疗、糖皮质激素和静脉注射免疫球蛋白是敏感的。

10.8　总结

副肿瘤性眼部疾病可以出现大量有重叠特征的眼部症状。ERG 和商业或学术机构可以检测由原发肿瘤产生的可疑抗体已被证明是非常有用的辅助检查。通过眼部检查正确和早期诊断隐匿性癌,从而产生早期治疗干预和患者更好的预后。未来的治疗将致力于新的免疫调节药物在治疗副肿瘤性疾病中的潜在益处,以及通过一系列的抗体检测进行肿瘤监测。

(潘桂萍　江海波　译　郑永征　校)

参考文献

1. Sawyer RA, Selhorst JB, Zimmerman LE, Hoyt WF. Blindness caused by photoreceptor degeneration as a remote effect of cancer. Am J Ophthalmol. 1976;81(5):606-13.
2. Chan JW. Paraneoplastic retinopathies and optic neuropathies. Surv Ophthalmol. 2003;48(1):12-38.
3. Chang PY, Yang CH, Yang CM. Cancer-associated retinopathy in a patient with hepatocellular carcinoma: case report and literature review. Retina. 2005;25(8):1093-6.
4. Katsuta H, Okada M, Nakauchi T, et al. Cancer-associated retinopathy associated with invasive thymoma. Am J Ophthalmol. 2002;134(3):383-9.
5. Tanaka A, Takase H, Adamus G, Mochizuki M. Cancer-associated retinopathy caused by benign thymoma. Br J Ophthalmol. 2010;94(4):526-8.
6. Hayashi M, Hatsukawa Y, Yasui M, et al. Cancer-associated retinopathy in a child with Langerhans cell histiocytosis. Jpn J Ophthalmol. 2007;51(5):393-6.
7. Adamus G. Autoantibody targets and their cancer relationship in the pathogenicity of paraneoplastic retinopathy. Autoimmun Rev. 2009;8(5):410-4.
8. Thirkill CE, Roth AM, Keltner JL. Cancer-associated retinopathy. Arch Ophthalmol. 1987;105(3):372-5.
9. Thirkill CE, Tait RC, Tyler NK, et al. The cancer-associated retinopathy antigen is a recoverin-like protein. Invest Ophthalmol Vis Sci. 1992;33(10):2768-72.

10. Shildkrot Y, Sobrin L, Gragoudas ES. Cancer-associated retinopathy: update on pathogenesis and therapy. Semin Ophthalmol. 2011;26(4–5):321–8.

11. Adamus G, Aptsiauri N, Guy J, et al. The occurrence of serum autoantibodies against enolase in cancer-associated retinopathy. Clin Immunol Immunopathol. 1996;78(2):120–9.

12. Maeda A, Ohguro H, Maeda T, et al. Aberrant expression of photoreceptor-specific calcium-binding protein (recoverin) in cancer cell lines. Cancer Res. 2000;60(7):1914–20.

13. Bazhin AV, Savchenko MS, Shifrina ON, et al. Recoverin as a paraneoplastic antigen in lung cancer: the occurrence of anti-recoverin autoantibodies in sera and recoverin in tumors. Lung Cancer. 2004;44(2):193–8.

14. Savchenko MS, Goncharskaia MA, Skorikova EE, et al. Autoantibodies against the Ca(2+)-binding protein recoverin in blood sera of patients with various oncological diseases. Oncol Lett. 2012;3(2):377–82.

15. Adamus G, Ortega H, Witkowska D, Polans A. Recoverin: a potent uveitogen for the induction of photoreceptor degeneration in Lewis rats. Exp Eye Res. 1994;59(4):447–55.

16. Ohguro H, Ogawa K, Maeda T, et al. Cancer-associated retinopathy induced by both anti-recoverin and anti-hsc70 antibodies in vivo. Invest Ophthalmol Vis Sci. 1999;40(13):3160–7.

17. Kim JH, Kim DH, Park WY, et al. Intravenously administered anti-recoverin antibody alone does not pass through the blood-retinal barrier. Korean J Ophthalmol. 2011;25(3):189–95.

18. Cao R, Cao Y. Cancer-associated retinopathy: a new mechanistic insight on vascular remodeling. Cell Cycle. 2010;9(10):1882–5.

19. Maeda A, Maeda T, Liang Y, et al. Effects of cytotoxic T lymphocyte antigen 4 (CTLA4) signaling and locally applied steroid on retinal dysfunction by recoverin, cancer-associated retinopathy antigen. Mol Vis. 2006;12:885–91.

20. Ohguro H, Rudnicka-Nawrot M, Buczylko J, et al. Structural and enzymatic aspects of rhodopsin phosphorylation. J Biol Chem. 1996;271(9):5215–24.

21. Shiraga S, Adamus G. Mechanism of CAR syndrome: anti-recoverin antibodies are the inducers of retinal cell apoptotic death via the caspase 9- and caspase 3-dependent pathway. J Neuroimmunol. 2002;132(1–2):72–82.

22. Adamus G, Webb S, Shiraga S, Duvoisin RM. Anti-recoverin antibodies induce an increase in intracellular calcium, leading to apoptosis in retinal cells. J Autoimmun. 2006;26(2):146–53.

23. Weleber RG, Watzke RC, Shults WT, et al. Clinical and electrophysiologic characterization of paraneoplastic and autoimmune retinopathies associated with antienolase antibodies. Am J Ophthalmol. 2005;139(5):780–94.

24. Adamus G, Machnicki M, Seigel GM. Apoptotic retinal cell death induced by antirecoverin autoantibodies of cancer-associated retinopathy. Invest Ophthalmol Vis Sci. 1997;38(2):283–91.

25. Ohguro H, Yokoi Y, Ohguro I, et al. Clinical and immunologic aspects of cancer-associated retinopathy. Am J Ophthalmol. 2004;137(6):1117–9.

26. Scholl HP, Zrenner E. Electrophysiology in the investigation of acquired retinal disorders. Surv Ophthalmol. 2000;45(1):29–47.

27. Adamus G, Ren G, Weleber RG. Autoantibodies against retinal proteins in paraneoplastic and autoimmune retinopathy. BMC Ophthalmol. 2004;4:5.

28. Heckenlively JR, Fawzi AA, Oversier J, et al. Autoimmune retinopathy: patients with antirecoverin immunoreactivity and panretinal degeneration. Arch Ophthalmol. 2000;118(11):1525–33.

29. Masaoka N, Emoto Y, Sasaoka A, et al. Fluorescein angiographic findings in a case of cancer-associated retinopathy. Retina. 1999;19(5):462–4.

30. Mohamed Q, Harper CA. Acute optical coherence tomographic findings in cancer-associated retinopathy. Arch Ophthalmol. 2007;125(8):1132–3.

31. Abazari A, Allam SS, Adamus G, Ghazi NG. Optical coherence tomography findings in autoimmune retinopathy. Am J Ophthalmol. 2012;153(4):750–6, 6 e1.

32. Keltner JL, Thirkill CE, Tyler NK, Roth AM. Management and monitoring of cancer-associated retinopathy. Arch Ophthalmol. 1992;110(1):48–53.

33. Ferreyra HA, Jayasundera T, Khan NW, et al. Management of autoimmune retinopathies with immunosuppression. Arch Ophthalmol. 2009;127(4):390–7.

34. Guy J, Aptsiauri N. Treatment of paraneoplastic visual loss with intravenous immunoglobulin: report of 3 cases. Arch Ophthalmol. 1999;117(4):471–7.

35. Espandar L, O'Brien S, Thirkill C, et al. Successful treatment of cancer-associated retinopathy with alemtuzumab. J Neurooncol. 2007;83(3):295–302.

36. Mahdi N, Faia LJ, Goodwin J, et al. A case of autoimmune retinopathy associated with thyroid carcinoma. Ocul Immunol Inflamm. 2010;18(4):322–3.

37. Murphy MA, Thirkill CE, Hart Jr WM. Paraneoplastic retinopathy: a novel autoantibody reaction associated with small-cell lung carcinoma. J Neuroophthalmol. 1997;17(2):77–83.

38. Ohguro H, Ogawa K, Maeda T, et al. Retinal dysfunction in cancer-associated retinopathy is improved by Ca(2+) antagonist administration and dark adaptation. Invest Ophthalmol Vis Sci. 2001;42(11):2589–95.

39. Huynh N, Shildkrot Y, Lobo AM, Sobrin L. Intravitreal triamcinolone for cancer-associated retinopathy refractory to systemic therapy. J Ophthalmic Inflamm Infect. 2012;2(3):169–71.

40. Gass JD. Acute Vogt-Koyanagi-Harada-like syndrome occurring in a patient with metastatic cutaneous melanoma. In: Saari KM, editor. Uveitis update: proceedings of the First International Symposium on Uveitis held in Hanasaari, Espoo, Finland 1984. New York: Excerpta Medica; 1984. p. 407–8.

41. Berson EL, Lessell S. Paraneoplastic night blindness with malignant melanoma. Am J Ophthalmol. 1988;106(3):307–11.

42. Milam AH, Saari JC, Jacobson SG, et al. Autoantibodies against retinal bipolar cells in

cutaneous melanoma-associated retinopathy. Invest Ophthalmol Vis Sci. 1993;34(1):91–100.

43. Hartmann TB, Bazhin AV, Schadendorf D, Eichmuller SB. SEREX identification of new tumor antigens linked to melanoma-associated retinopathy. Int J Cancer. 2005;114(1):88–93.

44. Lu Y, Jia L, He S, et al. Melanoma-associated retinopathy: a paraneoplastic autoimmune complication. Arch Ophthalmol. 2009;127(12):1572–80.

45. Dhingra A, Fina ME, Neinstein A, et al. Autoantibodies in melanoma-associated retinopathy target TRPM1 cation channels of retinal ON bipolar cells. J Neurosci. 2011;31(11):3962–7.

46. Koreen L, He SX, Johnson MW, et al. Anti-retinal pigment epithelium antibodies in acute exudative polymorphous vitelliform maculopathy: a new hypothesis about disease pathogenesis. Arch Ophthalmol. 2011;129(1):23–9.

47. Khurana RN, Wieland MR, Boldrey EE, et al. Vitelliform retinopathy in metastatic cutaneous melanoma with choroidal involvement. Arch Ophthalmol. 2011;129(11):1498–9.

48. Kim RY, Retsas S, Fitzke FW, et al. Cutaneous melanoma-associated retinopathy. Ophthalmology. 1994;101(11):1837–43.

49. Aronow ME, Adamus G, Abu-Asab M, et al. Paraneoplastic vitelliform retinopathy: clinicopathologic correlation and review of the literature. Surv Ophthalmol. 2012;57(6):558–64.

50. Keltner JL, Thirkill CE, Yip PT. Clinical and immunologic characteristics of melanoma-associated retinopathy syndrome: eleven new cases and a review of 51 previously published cases. J Neuroophthalmol. 2001;21(3):173–87.

51. Pfohler C, Haus A, Palmowski A, et al. Melanoma-associated retinopathy: high frequency of subclinical findings in patients with melanoma. Br J Dermatol. 2003;149(1):74–8.

52. Borkowski LM, Grover S, Fishman GA, Jampol LM. Retinal findings in melanoma-associated retinopathy. Am J Ophthalmol. 2001;132(2):273–5.

53. Al-Dahmash SA, Shields CL, Bianciotto CG, et al. Acute exudative paraneoplastic polymorphous vitelliform maculopathy in five cases. Ophthalmic Surg Lasers Imaging. 2012;43(5):366–73.

54. Ripps H, Carr RE, Siegel IM, Greenstein VC. Functional abnormalities in vincristine-induced night blindness. Invest Ophthalmol Vis Sci. 1984; 25(7):787–94.

55. Monzon JG, Hammad N, Stevens SD, Dancey J. Retinopathy associated with adjuvant high-dose interferon-alpha2b in a patient with resected melanoma: a case report and review of the literature. Oncologist. 2012;17(3):384–7.

56. Powell SF, Dudek AZ. Treatment of melanoma-associated retinopathy. Curr Treat Options Neurol. 2010;12(1):54–63.

57. Jacobzone C, Cochard-Marianowski C, Kupfer I, et al. Corticosteroid treatment for melanoma-associated retinopathy: effect on visual acuity and electrophysiologic findings. Arch Dermatol. 2004;140(10):1258–61.

58. Subhadra C, Dudek AZ, Rath PP, Lee MS. Improvement in visual fields in a patient with melanoma-associated retinopathy treated with intravenous immunoglobulin. J Neuroophthalmol. 2008;28(1):23–6.

59. Bianciotto C, Shields CL, Thirkill CE, et al. Paraneoplastic retinopathy with multiple detachments of the neurosensory retina and autoantibodies against interphotoreceptor retinoid binding protein (IRBP) in cutaneous melanoma. Br J Ophthalmol. 2010;94(12):1684–5, 96.

60. Eksandh L, Adamus G, Mosgrove L, Andreasson S. Autoantibodies against bestrophin in a patient with vitelliform paraneoplastic retinopathy and a metastatic choroidal malignant melanoma. Arch Ophthalmol. 2008;126(3):432–5.

61. Jampol LM, Kim HH, Bryar PJ, et al. Multiple serous retinal detachments and subretinal deposits as the presenting signs of metastatic melanoma. Retina. 2004;24(2):320–2.

62. Nieuwendijk TJ, Hooymans JM. Paraneoplastic vitelliform retinopathy associated with metastatic choroidal melanoma. Eye. 2007;21(11):1436–7.

63. Sotodeh M, Paridaens D, Keunen J, et al. Paraneoplastic vitelliform retinopathy associated with cutaneous or uveal melanoma and metastases. Klin Monbl Augenheilkd. 2005;222(11):910–4.

64. Zacks DN, Pinnolis MK, Berson EL, Gragoudas ES. Melanoma-associated retinopathy and recurrent exudative retinal detachments in a patient with choroidal melanoma. Am J Ophthalmol. 2001;132(4):578–81.

65. Palmowski AM, Haus AH, Pfohler C, et al. Bilateral multifocal chorioretinopathy in a woman with cutaneous malignant melanoma. Arch Ophthalmol. 2002;120(12):1756–61.

66. Adamus G, Karren L. Autoimmunity against carbonic anhydrase II affects retinal cell functions in autoimmune retinopathy. J Autoimmun. 2009;32(2): 133–9.

67. Wang Y, Abu-Asab MS, Li W, et al. Autoantibody against transient receptor potential M1 cation channels of retinal ON bipolar cells in paraneoplastic vitelliform retinopathy. BMC Ophthalmol. 2012;12:56.

68. Machemer R. On the pathogenesis of the flat malignant melanoma. Klin Monbl Augenheilkd. 1966;148(5):641–52.

69. Barr CC, Zimmerman LE, Curtin VT, Font RL. Bilateral diffuse melanocytic uveal tumors associated with systemic malignant neoplasms. A recently recognized syndrome. Arch Ophthalmol. 1982;100(2):249–55.

70. O'Neal KD, Butnor KJ, Perkinson KR, Proia AD. Bilateral diffuse uveal melanocytic proliferation associated with pancreatic carcinoma: a case report and literature review of this paraneoplastic syndrome. Surv Ophthalmol. 2003;48(6):613–25.

71. Mets RB, Golchet P, Adamus G, et al. Bilateral diffuse uveal melanocytic proliferation with a

positive ophthalmoscopic and visual response to plasmapheresis. Arch Ophthalmol. 2011;129(9):1235–8.

72. Singh AD, Rundle PA, Slater DN, et al. Uveal and cutaneous involvement in paraneoplastic melanocytic proliferation. Arch Ophthalmol. 2003;121(11):1637–40.

73. Chahud F, Young RH, Remulla JF, et al. Bilateral diffuse uveal melanocytic proliferation associated with extraocular cancers: review of a process particularly associated with gynecologic cancers. Am J Surg Pathol. 2001;25(2):212–8.

74. Wu S, Slakter JS, Shields JA, Spaide RF. Cancer-associated nummular loss of the pigment epithelium. Am J Ophthalmol. 2005;139(5):933–5.

75. Gass JD, Gieser RG, Wilkinson CP, et al. Bilateral diffuse uveal melanocytic proliferation in patients with occult carcinoma. Arch Ophthalmol. 1990;108(4):527–33.

76. Besirli CG, Comer GM. High-resolution OCT imaging of RPE degeneration in bilateral diffuse uveal melanocytic proliferation. Ophthalmic Surg Lasers Imaging. 2010;41(Suppl):S96–100.

77. Ritland JS, Eide N, Tausjo J. Bilateral diffuse uveal melanocytic proliferation and uterine cancer. A case report. Acta Ophthalmol Scand. 2000;78(3):366–8.

78. Jaben EA, Pulido JS, Pittock S, et al. The potential role of plasma exchange as a treatment for bilateral diffuse uveal melanocytic proliferation: a report of two cases. J Clin Apher. 2011;26(6):356–61.

79. Ares-Luque A, Garcia-Tunon LA, Saiz A, et al. Isolated paraneoplastic optic neuropathy associated with small-cell lung cancer and anti-CV2 antibodies. J Neurol. 2007;254(8):1131–2.

80. Asproudis IC, Nikas AN, Psilas KG. Paraneoplastic optic neuropathy in a patient with a non-small cell lung carcinoma: a case report. Eur J Ophthalmol. 2005;15(3):420–3.

81. Carboni G, Forma G, Bond AD, et al. Bilateral paraneoplastic optic neuropathy and unilateral retinal compromise in association with prostate cancer: a differential diagnostic challenge in a patient with unexplained visual loss. Doc Ophthalmol. 2012;125(1):63–70.

82. Srikantha N, Goverdhan S, Evans A. Paraneoplastic optic neuropathy associated with papillary renal cell carcinoma. Br J Ophthalmol. 2011;95(3):429.

83. Slamovits TL, Posner JB, Reidy DL, et al. Pancreatic neuroendocrine paraneoplastic optic neuropathy: confirmation with antibody to optic nerve and hepatic metastasis. J Neuroophthalmol. 2013;33(1):21–5.

84. Cross SA, Salomao DR, Parisi JE, et al. Paraneoplastic autoimmune optic neuritis with retinitis defined by CRMP-5-IgG. Ann Neurol. 2003;54(12838519):38–50.

85. Calvert PC. A CR(I)MP in the optic nerve: recognition and implications of paraneoplastic optic neuropathy. J Neuroophthalmol. 2006;26(3):165–7.

86. Luiz JE, Lee AG, Keltner JL, et al. Paraneoplastic optic neuropathy and autoantibody production in small-cell carcinoma of the lung. J Neuroophthalmol. 1998;18(3):178–81.

87. Sheorajpanday R, Slabbynck H, Van De Sompel W, et al. Small cell lung carcinoma presenting as collapsin response-mediating protein (CRMP) -5 paraneoplastic optic neuropathy. J Neuroophthalmol. 2006;26(3):168–72.

88. Waterston JA, Gilligan BS. Paraneoplastic optic neuritis and external ophthalmoplegia. Aust N Z J Med. 1986;16(5):703–4.

89. de la Sayette V, Bertran F, Honnorat J, et al. Paraneoplastic cerebellar syndrome and optic neuritis with anti-CV2 antibodies: clinical response to excision of the primary tumor. Arch Neurol. 1998;55(3):405–8.

90. Margolin E, Flint A, Trobe JD. High-titer collapsin response-mediating protein-associated (CRMP-5) paraneoplastic optic neuropathy and Vitritis as the only clinical manifestations in a patient with small cell lung carcinoma. J Neuroophthalmol. 2008;28(1):17–22.

91. Digre KB. Opsoclonus in adults. Report of three cases and review of the literature. Arch Neurol. 1986;43(11):1165–75.

92. Wray SH, Dalmau J, Chen A, et al. Paraneoplastic disorders of eye movements. Ann N Y Acad Sci. 2011;1233:279–84.

93. Pittock SJ, Kryzer TJ, Lennon VA. Paraneoplastic antibodies coexist and predict cancer, not neurological syndrome. Ann Neurol. 2004;56(5):715–9.

94. Luque FA, Furneaux HM, Ferziger R, et al. Anti-Ri: an antibody associated with paraneoplastic opsoclonus and breast cancer. Ann Neurol. 1991;29(3):241–51.

95. Singh AD, Milam AH, Shields CL, et al. Melanoma-associated retinopathy. Am J Ophthalmol. 1995;119:369–70.

索 引